AF609543

DES

# CONVULSIONS

CHEZ LES

# ENFANTS DU PREMIER AGE

PAR LE

Docteur DESEILLE
Médecin Inspecteur des enfants du premier âge.

*(Mémoire couronné par la Société protectrice de l'enfance de Paris)*

CONCOURS DE 1885

PARIS
LIBRAIRIE ALEXANDRE COCCOZ
11, RUE DE L'ANCIENNE-COMÉDIE, 11

1887

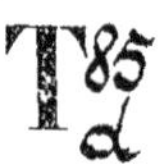

DES

# CONVULSIONS

CHEZ LES

# ENFANTS DU PREMIER AGE

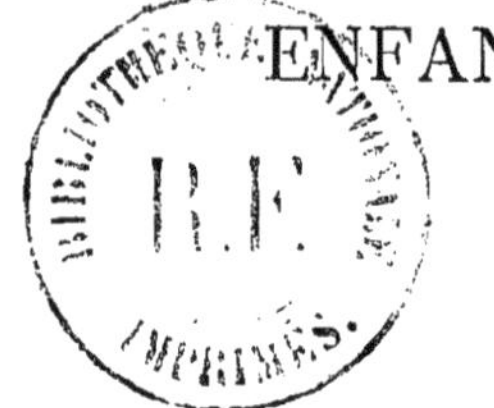


PAR LE

Docteur DESEILLE
Médecin Inspecteur des enfants du premier âge.

---

*(Mémoire couronné par la Société protectrice de l'enfance de Paris)*

CONCOURS DE 1885

PARIS
LIBRAIRIE ALEXANDRE COCCOZ
11, RUE DE L'ANCIENNE-COMÉDIE, 11

1887

DU MÊME :

*De la Médication salicylée dans le rhumatisme chez les enfants* (Broch. in-8° de 80 pages, chez Coccoz, Paris, 1879).

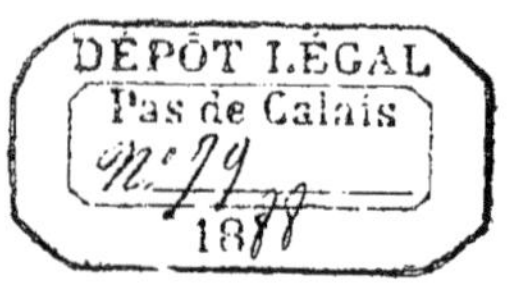


# INTRODUCTION

Dans ce court aperçu sur les convulsions des enfants du premier âge, nous n'avons pas eu la prétention d'épuiser ce sujet si vaste. Ce n'est point un traité général que nous avons voulu faire. Pour nous conformer strictement à la lettre du programme proposé par la Société protectrice de l'enfance, pour laquelle ce mémoire a été rédigé, nous n'avons eu en vue que l'étiologie et le traitement. Nous n'avons donc consacré aucun chapitre spécial, ni à l'anatomie pathologique, ni à la symptômatologie, ni au pronostic des convulsions. Pourtant en traitant des causes, nous avons, à propos de chacune d'elles, insisté sur tous les symptômes particuliers qui pouvaient permettre de faire un diagnostic étiologique aussi exact que possible, et de porter un pronostic. Notre mémoire ne se divise donc qu'en deux chapitres : le premier consacré à l'étiologie, et le second au traitement.

# CHAPITRE PREMIER

## ETIOLOGIE

Les causes des convulsions sont excessivement nombreuses, et les auteurs qui se sont occupés de cette question, leur ont consacré une partie très étendue de leurs ouvrages. Nous trouvons en particulier dans une monographie que Baumès a publié au commencement de ce siècle, un chapitre considérable, où il étudie les causes prédisposantes, efficientes, prochaines ou éloignées qui peuvent produire les convulsions. Nous n'avons pas la prétention, dans ce court travail, de les énumérer toutes ; nous nous efforcerons pourtant d'être aussi complet que possible.

Les causes des convulsions peuvent être divisées, en causes prédisposantes qui sont en général organiques et physiologiques ; et en causes déterminantes. De ces dernières nous ferons deux classes, suivant qu'elles agiront sur les centres nerveux ou sur les conducteurs et les organes périphériques.

La recherche de ces causes n'est pas toujours facile. Le plus souvent l'enfant ne parle pas ou ne veut pas parler : très souvent aussi il ne sait pas rendre raison de ce qu'il éprouve : et bien souvent encore il ne peut pas s'exprimer, parce que l'organe de la pensée étant malade ses fonctions sont altérées. Le médecin n'a donc pour former son diagnostic que des indices muets. Il faut qu'il soit bien attentif à tous les phénomènes qu'il peut trouver dans l'attitude, les cris, l'agitation, la soif, les évacuations, la physionomie, etc., de son malade. Rien ne doit être négligé pour arriver à la connaissance que l'on recherche.

## Causes prédisposantes

Age.

Les convulsions primitives et sympathiques se développent presque toujours avant l'âge de sept ans. L'éclampsie primitive est surtout fréquente dans la première et dans la seconde année ; et très rare plus tard. A quoi faut-il attribuer la plus grande fréquence des convulsions chez les enfants, et en particulier chez les plus jeunes ? Il faut en chercher la cause dans l'équilibre encore très instable des forces nerveuses chez ces jeunes sujets.

*Les deux systèmes nerveux, cérébral et ganglionnaire, sont remarquables par un développement proportionnel beaucoup plus considérable qu'à toutes les autres périodes de la vie.* Le cerveau est énorme et les cordons nerveux, les ganglions et leurs filets, sont d'un volume respectif beaucoup plus considérable qu'ils ne le seront plus tard. Puzos nous dit de plus que *les nerfs des enfants sont doués de la plus grande sensibilité* et que c'est la facilité qu'ont les nerfs à s'ébranler chez eux, qui les rend plus sujets aux convulsions que les adultes. Cette idée se trouve reproduite sous mille formes dans la plupart des auteurs.

Pour nous, la cause principale de leur existence, se trouve sans aucun doute dans *la prédominance du système spinal, sur le système cérébral, au début de la vie.* Chez l'adulte, le cerveau par son action modératrice empêche la manifestation de ces mouvements réflexes, qui se produisent tout aussitôt que la maladie augmente l'excitabilité de la moëlle épinière. Il a acquis la force et l'autorité nécessaires. Chez l'enfant, au contraire, le cerveau est vite débordé et si une influence pathologique s'ajoute à la prédisposition normale pour augmenter l'excitabilité déjà exquise et l'indépendance toujours imminente des centres de la moëlle, on voit survenir toute la série des mouvements incoordonnés qui constituent l'attaque d'éclampsie. C'est à la naissance que ces dispositions sont le plus marquées. Aussi les convulsions sont alors si fréquentes, qu'on leur attribue 73 o/o des cas de mort que les affections du système nerveux causent dans la première année. Dans les deux années suivantes, le poids du cerveau fait plus que doubler et la mortalité par convulsions tombe juste au tiers de ce qu'elle était dans la première ; à mesure que le cerveau augmente, que sa structure se perfectionne et qu'il acquiert ses plus hautes fonctions, les convulsions deviennent de moins en moins fréquentes.

Enfin, à certaines périodes de l'enfance, l'action du système nerveux s'exalte et avec elle la disposition aux maladies qui lui sont propres et principalement aux convulsions. Les époques d'exaltation nerveuse sont toutes celles où s'opèrent de grands changements dans le corps vivant. Aussi aux différentes périodes de la pousse des dents, leur éruption difficile exaspère singulièrement le système nerveux. Nous ferons la même remarque au sujet d'une croissance rapide.

Suivant les auteurs, les filles seraient plus prédisposées aux convulsions que les garçons. **Sexe.**

Barthez et Rilliet affirment que les faits par eux observés en ville, confirment cette remarque. A l'hôpital, au contraire, les conclusions sympathiques et symptômatiques ont été plus fréquentes chez les garçons.

On ne saurait révoquer en doute l'influence du tempérament nerveux sur la production des accidents convulsifs de l'enfance. **Tempérament.**

Barthez et Rilliet affirment pourtant : « que le tempérament de ses jeunes malades ne leur ont rien offert de caractéristique, la plupart étaient blonds, à chairs un peu flasques, en général peu forts. Ils ne leur ont point paru plus excitables que les autres enfants de leur âge. »

Ce tempérament et cette prédisposition aux convulsions *peuvent être acquis dans le sein de la mère*, à la suite de diverses circonstances qui ont agi sur elle ou sur l'enfant.

Citons celles qui tiennent à une perturbation grave produite au moment de la conception du sujet ou pendant son état fœtal. On a signalé par exemple, l'alcoolisme, ou plutôt l'état d'ivresse chez un des parents au moment de la conception, comme étant une cause de névrose convulsive chez le produit de cette conception.

Enfin le traumatisme pendant la grossesse, les chutes

et les coups sur le ventre, ou encore les émotions morales vives, éprouvées par la femme enceinte ont été signalées comme causes de convulsions chez l'enfant après sa naissance.

Telle est l'opinion de Brachet. Guersant et Blache (Dict. en 30 vol.), en citent un exemple assez probant ; pourtant Audral (Leçons orales, *Lancette Française*, t. XII, p. 360), tout en admettant que certaines circonstances paraissent confirmer cette influence, trouve que le fait est loin d'être prouvé.

*Ce tempérament et cette prédisposition peuvent être innés*, si l'enfant en a hérité de ses parents.

Ceux-ci peuvent avoir eu des convulsions dans l'enfance. — Vindet (*Traité des vapeurs*, p. 47), cite un enfant de deux ans, une fille de trois et une autre de treize qui avaient fréquemment des convulsions pour être issus de parents sujets à cette affection.

— Pujol (*Œuvres diverses de Médecine pratique*, t. II, p. 305), rapporte dans son mémoire des maladies héréditaires, une observation d'hérédité des convulsions bien évidente.

— Duclos, de Tours (*Études cliniques pour servir à l'histoire des couvulsions de l'enfance*, Paris, 1847, p. 75), nous cite le fait suivant : « C'est l'histoire d'une femme de trente-quatre ans, sœur de dix enfants dont six étaient morts de convulsions et qui elle-même avait eu jusqu'à l'âge de sept ans de fréquentes attaques d'éclampsie ; elle en avait conservé un peu de déviation de la bouche et de prolapsus de la paupière supérieure gauche. Cette femme eut dix enfants ; tous eurent des convulsions : six avaient succombé ; cinq dans les deux premières années, un autre à l'âge de trois ans. Un septième mourut à l'âge de six mois d'une méningo-encéphalite. »

— Bouchut enfin relate l'exemple fort curieux d'une famille composée de dix personnes qui eurent toutes des convulsions dans leur enfance. Une d'elle se marie à son tour et a dix enfants qui, à l'exception d'un seul, eurent tous des convulsions.

Les parents peuvent avoir été sujets à diverses affections nerveuses (épilepsie, hystérie, etc.). L'altération et la transformation des névroses dans les diverses générations d'une même descendance, trouve ici son application.

— Sauvage a vu une famille dont tous les enfants périssaient avant six ans dans de violentes convulsions et dont le père était épileptique.

— Willis (*De morbis convuls.*, cap. I, pp. 8 et 9), indique cette hérédité et cite une observation semblable.

— Brachet (*Traité des convulsions*, p. 99), a vu une mère hystérique donner naissance à quatre enfants dont trois périrent en bas âge de convulsions ; le quatrième en eut trois accès, mais guérit.

— Enfin, Barthez et Rilliet nous parlent de deux petites filles, nées d'une mère hystérique au plus haut degré, qui ont été l'une et l'autre, et à peu près au même âge, atteintes d'une violente attaque d'éclampsie. Ces auteurs, dans la première édition de leur ouvrage, citent des exemples de pères épileptiques ayant donné naissance à des enfants éclamptiques.

Les médecins qui s'occupent spécialement de femmes en couches ont souvent observé que des enfants, dont les mères avaient eu peu de temps avant leur accouchement des attaques d'éclampsie, étaient pris de convulsions peu après leur naissance. En quelques cas, ils succombaient à la violence des accès ; d'autres fois ils guérissaient, bien que les accès se soient répétés en grand nombre et à des distances très rapprochées.

On a avancé qu'un enfant pouvait hériter du tempérament nerveux d'une nourrice qui n'était pas sa mère. Le fait a été soutenu, bien qu'il manque de preuves.

*Le tempérament nerveux peut enfin être acquis* ; si l'enfant se trouve placé au milieu de toutes les causes hygiéniques propres à exaspérer le système nerveux. Nous ne saurons mieux faire que de tracer ici les signes à l'aide desquels on pourra reconnaître cette disposition générale à l'éclampsie, tels que les a décrits Baumès : « L'enfant a une peau fine et blanche, les muscles grêles ; ses yeux ont quelque chose de hagard pour être trop vifs ; pendant le jour il tressaille de peur pour la plus légère cause ; il dort peu, et son sommeil n'est ni long ni profond, troublé quelquefois par des cris subits ou des terreurs paniques. Il éprouve de fréquents changements dans les selles, eu égard à leur couleur et à leur consistance ; son visage subit des altérations très fréquentes, étant tantôt pâle, tantôt rouge et animé, et souvent un côté étant pâle tandis que l'autre est marqué d'un rouge très vif. Enfin, le complément de ces indices est la grosseur respective de la tête, la constipation, et une excessive mobilité dans la physionomie. »

Rachitisme. La nutrition défectueuse qui se traduit chez les rachitiques par les courbures et les déformations des membres, s'accompagnerait suivant certains auteurs, pendant l'enfance, d'une disposition spéciale aux convulsions.

La relation entre le rachitisme d'une part, le spasme de la glotte et les convulsions de l'autre, est si étroite, que le docteur Gée (*Bartholomews Hospital reports*, VIII, 1867, p. 101), donne comme résultat de ses observations très attentivement faites sur les malades de la consultation de l'hôpital des enfants, que quarante-huit cas sur cinquante de spasme de la glotte présentaient des traces de rachitisme ; dix-neuf d'entre eux avaient aussi des convulsions. Chez cinquante-six sur soixante et un qui furent atteints de convulsions avant l'accomplissement de la première dentition, il y avait aussi des signes de rachitisme plus ou moins prononcés, à en juger par l'augmentation des extrémités osseuses. Il est vrai que ces observations étaient faites sur des enfants de la classe pauvre. Mais il est permis d'admettre que les degrés faibles de rachitisme sont loin d'être rares chez les enfants des classes plus aisées. Ce fut la connaissance du rôle important que joue le rachitisme comme cause prédisposante des convulsions, qui conduisit un médecin allemand Elsasser (*Der Weiche Hinterkopfert-Stuttgard)*, il y a quelques années, à penser qu'il avait trouvé dans l'ossification tardive du crâne chez les enfants, une explication plausible de leur disposition aux troubles de fonctions d'un organe imparfaitement protégé. Ce médecin écrivit un essai sur l'occiput mou (*On the soft occiput*).

Dans les cas de convulsions rachitiques, chez les enfants très jeunes, lorsque les mouvements ne sont pas réglés, lorsque l'intelligence commence à peine à se montrer, on a les plus grandes peines pour savoir s'il s'agit d'un cas de rachitisme ou d'un commencement d'hydrocéphalie chronique. C'est alors, dit Bouchut, que l'ophthalmoscope rend de réels services ; car dans le rachitisme la papille reste normale, tandis qu'elle est altérée dans l'hydrocéphalie.

La force des sujets les expose-t-elle à des convulsions plus fortes que d'autres? C'est une opinion qui ne repose sur rien de précis et qui doit être vérifiée. Il est fréquent au contraire de voir les sujets affaiblis et cachectiques succomber à des convulsions; mais il faut dire que souvent alors, ce sont des convulsions ultimes et elles se rattachent moins à la faiblesse qu'aux troubles graves qui précèdent souvent la mort, dans l'ordre de l'hématose et de la calorification. Constitution.

Au rang des causes prédisposantes nous devons encore placer l'influence de l'habitude; c'est-à-dire que tout sujet qui a déjà eu une ou plusieurs attaques de convulsions, est beaucoup plus disposé à des récidives. Chez lui, la moindre cause occasionnelle provoquera l'explosion des accidents nerveux, chez un autre sujet, il faudra des causes déterminantes beaucoup plus actives. Habitude.

Faut-il noter aussi ce que faute de mieux, on appelle idiosyncrasie, et que dans l'espèce on a nommé encore du nom peu compromettant de convulsibilité, expression qui n'a d'autre but que de signifier des sujets chez lesquels la convulsion se produit avec une extrême facilité à propos de la moindre cause occasionnelle; sans qu'on puisse préciser au juste qu'elle est la raison d'une telle susceptibilité. Idiosyncrasies.

Il n'est pas jusqu'au développement un peu exagéré du volume de l'extrémité céphalique qui n'ait été considéré au moins comme une prédisposition aux convulsions. Sans nier le fait, je pense qu'il doit être rapporté bien plus aux conditions elles-mêmes de la macrocéphalie, c'est-à-dire à l'hydrocéphalie qui en est la cause. Volume de la tête.

Guersant et Blache ne considèrent pas le volume de la tête comme une cause prédisposante; et Barthez et Rilliet n'ont pas remarqué que le volume de la tête des enfants atteints de convulsions fut exagéré.

L'éclampsie des enfants ne se produit pas avec la même fréquence dans tous les climats; elle serait plus fréquente dans les climats chauds. La chaleur constante des éléments des contrées méridionales exerce sur les nerfs une action continue qui les excite, et augmente aussi l'action Climats.

cérébrale. Les convulsions dans les pays chauds peuvent être attribuées : 1° à la constitution nerveuse des enfants nés dans ces climats ; 2° à l'action de la température.

---

## CAUSES DÉTERMINANTES

---

### I. — Causes déterminantes d'origine centrale

Les causes déterminantes d'origine centrale peuvent agir de diverses façons ; soit en excitant, en déprimant ou en modifiant le centre cérébral, soit en augmentant le pouvoir réflexe de la moelle. Il faut pourtant se rappeller que si la convulsion répond le plus souvent à une excitation qui porte sur les centres de la motilité, elle répond parfois encore à une suppression d'influence, de la part des centres doués probablement d'une action modératrice. Et cette double condition doit être pesée lorsqu'il s'agit d'interprêter le rôle de l'anémie ou de la congestion des centres nerveux dans la production des phénomènes convulsifs.

Nous étudierons dans ce groupe de causes déterminantes :

1° L'influence des modifications quantitatives du liquide sanguin ;

2° L'influence de ses modifications qualitatives ;

3° Les influences atmosphériques ;

4° Les influences morales ;

Enfin 5° les causes portant directement leur action sur un point quelconque du système nerveux central.

#### 1° Influence des modifications quantitatives du liquide sanguin

Congestion. Lorsqu'on ouvre les auteurs du siècle dernier qui ont écrit sur les maladies des enfants, Rosen de Rosenstein,

Underwood Armstong et Chambon ; ce n'est que dans ce dernier auteur (*Des Maladies des enfants*, 2 vol., An VII, t. I, p. 155), que l'on trouve la congestion du cerveau indiquée comme une des causes des convulsions que l'on observe si fréquemment chez l'enfant. D'après lui : « la convulsion devrait toujours attirer l'attention des « médecins car elle serait l'indice à peu près certaine qu'il « existe une congestion, soit momentanée, soit perma- « nente, soit secondaire, soit primitive vers le cerveau, « et, momentanée d'abord elle peut devenir permanente, « secondaire ou symptômatique elle peut bien constituer « une maladie plus grave que celle dont elle est la consé- « quence. »

Cette façon d'envisager les convulsions, aurait été d'après Olivier d'Angers celle de Burton, Van Swieten, Morgagni, et dans le siècle actuel de Georget et de Lallemand. Quoiqu'il en soit, c'est à Brachet de Lyon que revient surtout le mérite d'avoir insisté sur cette idée. Elle a été entièrement adoptée par Billard, celui-ci va jusqu'à dire que ses recherches l'ont conduit à admettre « que presque toujours les convulsions, quelque soient leur forme, leur degré, qu'on les appelle l'éclampsie, contracture des membres, sont dues à une méningite cérébrale ou rachidienne ». Cette opinion dont Billard s'est fait le défenseur se trouve consignée et développée dans un mémoire intéressant de Dugès (*De l'éclampsie des jeunes enfants, comparée à l'apoplexie et au tétanos*, Mém. Acad. Méd., t. III, p. 303).

Barrier ne partage pas entièrement les opinions de Brachet et de Billard, et il fait jouer aux sympathies un rôle important dans la production des convulsions : « Dans les cas de « convulsions, dit-il, il y a toujours quelque perturbation « ailleurs que dans les fonctions de système nerveux. On « cherchera surtout à ne pas méconnaître l'influence de la « dentition et des phlegmasies gastro-intestinales, des affec- « tions vermineuses, de l'indigestion, de la constipation, et « des flatuosités abdominales, etc., etc. » et s'appuyant quelques lignes avant celles que nous venons de citer sur le sentiment d'Andral, il s'écrie avec cet éminent professeur que vouloir tout expliquer par une congestion encéphalique c'est comme si on attribuait tout accès de colère à une congestion cérébrale, pendant que celle-ci n'en est que la conséquence.

Rilliet et Barthez se rapprochent de Barrier lorsqu'ils s'expriment ainsi : « Des médecins qui ne voient dans les convulsions qu'une congestion cérébrale ou une méningo encéphalite à son début, prescrivent les émissions sanguines dans toutes les formes de convulsions ; nous nous élevons contre cette pratique. Le plus souvent d'ailleurs, il est impossible de décider si l'hypérémie a précédé ou suivi l'attaque convulsive, ou si elle a coïncidé avec elle. En outre, l'éclampsie peut être liée à un état anémique de l'encéphale. Que conclure de ces opinions disparates ; si ce n'est que la congestion ne joue qu'un rôle secondaire dans les convulsions ? »

Tout récemment enfin (*Bulletin de Thérapeutique*, 1875, p. 245), Ortille de Lille est venu s'efforcer de prouver que la congestion des centres nerveux est toujours la cause première et non secondaire des accidents spasmodiques.

**Anémie.** A côté de la congestion, nous devons placer une autre cause, qui, pour agir d'une façon toute opposée, n'en produit pas moins le même résultat, la convulsion ; nous avons nommé l'anémie. Le cerveau, en effet, a besoin pour le libre exercice de ses fonctions, que le sang vienne lui fournir à chaque instant les matériaux de sa nutrition. Si l'ondée sanguine vient à manquer, ou à diminuer quant à sa quantité, le cerveau en éprouve un état de malaise et de souffrance qui se fait vivement sentir ; et il témoigne de sa souffrance par sa réaction irrégulière sur les organes du mouvement. Hipprocrate nous l'indique lorsqu'il nous dit : « *Sanguini multo effuso, convulsio, ant singultus superveniens, malum* (Aph. III, sect. v). »

Les convulsions peuvent être le résultat d'une hémorrhagie abondante par le cordon, chez le nouveau-né. Il est malheureusement bien fréquent de voir des émissions sanguines suivies chez les enfants de ces effets fâcheux pour peu qu'elles soient trop copieuses, ou employées mal à propos. Ces mêmes troubles se produisent dans l'athrepsie qui n'est autre que la cachexie par inanition des nouveaux-nés. Parrot a proposé de donner aux phénomènes convulsifs qui se produisent dans ce cas, le nom d'encéphalopathie athrepsique.

Enfin toute déperdition abondante d'un liquide formé aux dépens du sang a le même effet que celle du sang lui-même ; de là vient que les flux immodérés (sueurs abondantes, diarrhée, dyssentrie, etc.), agissent en quelque sorte comme les hémorrhagies sur la surexcitabilité nerveuse.

### 2° Influence des modifications qualitatives du liquide sanguin

La plupart des altérations du sang peuvent provoquer des phénomènes éclamptiques, parmi celles que l'on voit le plus souvent atteindre cet effet, nous citerons l'urémie.

Cohen est le premier qui attira l'attention sur ce point. Il présenta, en 1854, à la Société Médicale des Hôpitaux, un mémoire dans lequel il indiqua à ses confrères une forme d'éclampsie, pouvant s'observer chez les très jeunes enfants, et qui nécessiterait d'être appelée éclampsie albumineuse. Il citait, à l'appui de son dire, un certain nombre d'observations. Urémie.

Dans ces cas, les individus ont une anasarque plus ou moins considérable, mais il ne faudrait pas croire que cette anasarque soit la condition la plus favorable au développement des convulsions ; car d'un côté, chez les enfants qui sont pris d'anasarque sans albuminurie, à la suite de la dyssenterie, d'une diarrhée opiniâtre, d'une rougeole même, l'éclampsie est rarement à craindre ; tandis que dans l'albuminurie sans anasarque, les convulsions se manisfestent fréquemment, et cette fréquence est telle, que certains auteurs n'ont pas craint d'affirmer, que, dans la presqu'universalité des cas, les convulsions de l'enfance étaient un des symptômes de l'albuminurie. Ils ont voulu même faire de l'existence des urines albumineuses dans les convulsions, un signe diagnostique entre l'éclampsie et l'épilepsie.

Toute cette série de causes peut aussi bien être rangée dans les prédisposantes que dans les déterminantes. — S'il est vrai qu'au cours d'une scarlatine l'albuminurie peut déterminer les convulsions, la véritable détermination dans ce cas appartient à l'altération toxique du sang plutôt qu'à la maladie elle-même qui devient dès lors facilement prédisposante.

D'un autre côté la nature même de la maladie peut déterminer la convulsion (forme nerveuse, ataxique par exemple). C'est sous ces réserves que nous avons placé ici l'étude des pyréxies comme cause convulsivante.

Affections pyretiques.

Les affections fébriles, et en particulier les fièvres éruptives, s'accompagnent souvent d'éclampsie, c'est sans doute moins une congestion sanguine, qu'une viciation du liquide sanguin qui joue le principal rôle dans la production des accidents nerveux.

Scarlatine.

La forme convulsive est une des formes de la scarlatine. « Défiez-vous, nous dit Trousseau, au milieu d'une épidémie de cette fièvre éruptive, alors surtout que celle-ci a attaqué déjà des individus dans l'entourage de celui auprès duquel vous êtes appelé, défiez-vous de ces accidents nerveux, arrivant ainsi *au début* d'une maladie. Presque toujours ces accidents annoncent une scarlatine maligne qui, presque toujours aussi tue ceux qu'elle frappe avec une extrême rapidité. »

Les convulsions dans la scarlatine peuvent aussi être analogues à celles qu'on voit survenir chez les adultes, dans le cours de la dégénérescence granuleuse du rein ; et alors l'enfant peut être pris d'éclampsie, suite de scarlatine, un certain temps après, et alors qu'on ne voit plus aucun rapport de cause à effet entre l'attaque éclamptique et la scarlatine. Alors, tantôt les convulsions éclatent au milieu d'une santé parfaite en apparence, tantôt elles se montrent dans le cours d'une anasarque plus ou moins intense.

Quant à leur gravité : D'après West, quand le malade survit vingt-quatre heures à la première attaque il peut être considéré comme sauvé. L'opinion du clinicien anglais, paraît un peu optimiste à Cadet de Gassicourt. Néanmoins, il est bon de dire que si les attaques éclamptiques peuvent être mortelles, elles peuvent aussi être suivies de guérison ; cette terminaison est peut-être plus commune qu'on ne le pense. Sur douze cas West signale cinq guérisons et sur quinze dont les détails ont été recueillis par Rilliet douze se sont terminés par la guérison, trois seulement par la mort. Cadet de Gassicourt a été moins heureux et a pu guérir sept cas sur quatorze.

Rougeole.

Bien plus rares que dans la scarlatine, sont les convulsions dans la rougeole. Elles cessent généralement avant que la rougeur ne soit visible, et ne sont suivies d'aucun symptôme plus persistant d'un désordre cérébral.

Il existe un certain nombre d'exemples ou les convulsions se sont montrées après la production de l'éruption et se sont succédées rapidement jusqu'à la mort du malade, et d'autres où la disparition soudaine de la rougeur a été suivie de violentes crises convulsives. Survenant au moment de l'éruption, elles ne sont point d'un pronostic défavorable.

Variole.

Sydenham est le premier qui ait fait remarquer avec quelle bénignité, la variole parcourt ses diverses périodes lorsqu'elle est annoncée par des attaques éclamptiques.

Fièvre intermittente.

Dans la relation des fièvres qui régnèrent à Thasos, et qui d'après la description paraissent être des fièvres intermittentes Hippocrate nous dit : « Beaucoup furent d'emblée affectés de convulsions surtout les enfants : Il arrivait ainsi que des malades avaient la fièvre et que la fièvre était suivie de convulsions (t. II, p. 623. Traduction Littré). »

Schmeidler de Breslau (*in Jahr fur Kinderheilk.*, XIV, vd. Heft IV, p. 216, 1879) nous fait remarquer que les épidémies de fièvre intermittente à leur début, frappent de préférence les jeunes enfants, et que chez eux il arrive souvent que la maladie se cache sous une forme *larvée*. Souvent les accès de fièvre pernicieuse se caractérisent chez les jeunes enfants par des phénomènes convulsifs qu'on est naturellement porté à mettre sur le compte de la dentition. Ce sont là autant de circonstances dont il faut savoir tenir compte dans la pratique et surtout dans les contrées palustres, lorsqu'on voit succomber des enfants à une anémie grave aiguë avec tuméfaction de la rate. Ces faits d'ailleurs ne sont pas d'observation récente, puisque comme nous l'avons vu plus haut ils ont frappé Hippocrate. Rosen de Rosenstein nous dit, lui aussi, avoir vu des enfants pris d'éclampsie pendant les accès de fièvre intermittente. Morton parle de trois enfants, l'un d'environ douze semaines, le second de trois mois, le dernier de trois ans, chez qui les accès étaient marqués par des accidents éclamptiques.

Pneumonie.

Toutes les affections s'accompagnant d'un appareil fébrile quelque peu intense, peuvent se compliquer d'éclampsie. Mais il est bon de se rappeler que c'est surtout le pneumonie qui débute souvent par un grand trouble sympathique du côté du système nerveux. Dans la plupart des cas, l'auscultation vous mettra à même de trancher la question : et si une fois, vous avez pris l'habitude d'écouter dans la poitrine d'un enfant aussi invariablement que vous regardez sa langue, ou comptez son pouls, vous n'aurez que rarement à vous reprocher l'incertitude dans le diagnostic et les hésitations dans le traitement auxquels, dans les faits de cette nature, vous ne serez que trop souvent entraînés. L'usage du thermomètre doit aussi vous préserver de beaucoup d'erreurs auxquelles autrefois vous auriez été exposé. On peut établir comme une loi, presque sans exception, que, quand dans une maladie aiguë quelconque, de la première ou de la seconde enfance, le thermomètre monte dans les deux premier jours à 40° et demeure à cette hauteur, non pas seulement quelques heures, mais pendant vingt-quatre heures ou plus, vous avez affaire à une inflammation du poumon et non à quelque forme que ce soit d'inflammation cérébrale.

Si une convulsion unique éclate au début d'une pneumonie, si elle ne laisse après elle, ni abattement marqué, ni somnolence durable, si la pneumonie suit son cours normal, on a simplement affaire à une complication. Mais tel n'est pas toujours le cas, et quelquefois la pneumonie peut prendre véritablement le nom de pneumonie éclamptique.

Rilliet et Barthez ont donné de cette forme une description magistrale que nous ne saurions ne pas citer : « L'éclampsie, disent-ils, accompagnée ou précédée de fièvre, marque le début ; d'autres fois, l'assoupissement et la fièvre sont les premiers symptômes et les convulsions ne se montrent qu'à une période plus éloignée, du quatrième au sixième jour ; quelquefois même, elles sont terminales. Elles sont tantôt générales, épileptiformes, tantôt partielles. Dans ce dernier cas, on n'observe que quelques mouvements saccadés des extrémités supérieures, accompagnés d'une sorte de carphologie et de beaucoup d'agitation. Quand les convulsions sont épileptiformes et générales, les attaques sont peu nombreuses. Elles peuvent se répéter un grand nombre de fois dans le jour si elles sont partielles. Après la disparition des convulsions générales, dans le cas où elles ont eu lieu au début, l'enfant reprend connaissance ; cependant il conserve quelquefois encore dans son facies quelque chose de cérébral : l'œil est fixe, les mouvements sont saccadés, les bras tremblants ; il y a de la tendance à l'assoupissement. Si les convulsions surviennent dans le cours de la maladie, et surtout à la fin, elles sont suivies de raideur des membres, de contraction, d'assoupissement et même de coma. »

Coqueluche.

On ne sera pas étonné de nous voir placer ici la coqueluche, affection pyrétique, elle aussi ; mais si nous nous en rapportons à l'expérience de Roger : « L'invasion des con- « vulsions s'explique souvent dans la coqueluche, par l'in- « vasion de complications pulmonaires ; plusieurs causes « viennent alors en déterminer l'apparition : 1° la pneumo- « nie, cause fréquente de convulsions chez l'enfant ; 2° l'élé- « vation de la température ; 3° l'élément nerveux de la « coqueluche. Nous devons ajouter ici que dans les convul- « sions qui accompagnent les complications pulmonaires, « on a, le plus souvent, non pas un seul, mais bien de « nombreux accès se répétant bientôt à chaque quinte et « amenant une terminaison fatale. »

Ce n'est point à dire qu'on ne voie apparaître de troubles éclamptiques dans la coqueluche, qu'à l'occasion de complications pulmonaires. L'éclampsie des coquelucheux peut être liée à une hypérémie soit active, soit passive de l'encéphale. Parfois, en l'absence de toute lésion matérielle, on est fondé à l'expliquer par un trouble dynamique de l'innervation lorsqu'elle se manifeste dans l'intervalle des accès. Les convulsions, en effet, l'un des accidents les plus graves de la coqueluche, se montrent tantôt dans l'intervalle des quintes, tantôt à la fin de l'une d'elles. La convulsion finie, la maladie reprend son cours sans changement notable et sans qu'on ait, en général, à redouter un nouvel accès. Il est pourtant vrai de dire que la première crise peut être mortelle.

Nous dirons en terminant qu'elle s'observe presqu'exclusivement chez les enfants à la mamelle ou qui n'ont pas atteint leur troisième année. Cette complication apparaît ordinairement dans les coqueluches intenses et du dix-huitième au trente-cinquième jour de la maladie. Cette remarque faite par Barthez et Rilliet est confirmée par les observations de Cadet de Gassicourt.

Intoxications d'origine extérieure.

Les observations ayant trait à des convulsions occasionnées, chez des enfants de premier âge, par des intoxications, sont peu nombreuses. Nous devons pourtant indiquer l'intoxication par le plomb et ses composés. Plus d'un fait permet d'attester qu'appliqué en topique il a occasionné des convulsions graves, mortelles. Percival les a remarquées chez des enfants à la mamelle dont on avait lavé les gerçures avec des préparations de plomb, ou qui avaient tété des nourrices se servant de ces mêmes substances pour guérir les crevasses de leurs mamelons. Les émanations plombiques peuvent avoir le même résultat ; mais cette cause rentre plutôt dans le domaine de l'influence des professions et s'exerce rarement chez les enfants.

Suppression de secrétions normales et pathologiques.

La suppression de secrétions normales et pathologiques peut être également funeste, quand l'économie n'y est pas préparée. Ainsi on rencontre assez souvent des enfants chez lesquels les convulsions se sont montrées peu de temps après la disparition intempestivement provoquée d'un exanthème, des dartres, de la teigne, des croûtes de lait, de l'otorrhée, de flux nasal, d'un ulcère scrofuleux, etc. Aaskon, Villiers, Villar, Carthenser, Lorry Diemembrock, Brachet, etc., nous en fournissent plusieurs observations. L'influence de cet ordre de causes a été généralement exagérée ou mal interprétée par les anciens ; cependant elle est bien réelle. Nous pouvons à ce sujet nous en rapporter à la haute expérience de West. Nous lisons dans ses leçons sur les maladies des enfants : « que les exemples les plus accentués d'accès « brusques de convulsions violentes qu'il a observés, se sont « produits chez des enfants après la disparition soudaine, « d'une éruption du cuir chevelu. »

### 3° Influence de l'atmosphère

Beaucoup de faits prouvent que l'exposition accidentelle et momentanée à un air très chaud et vicié par la respiration d'un grand nombre de personnes peut surexciter assez vivement le système nerveux pour amener des convulsions.

« Nous avons vu fréquemment, disent MM. Guersant et Blache, de jeunes enfants en proie à des convulsions pour être restés dans une chambre fortement échauffée, dans une salle de spectacle, ou dans une église où se trouvait réuni un grand nombre de personnes (*Dict. en 30 vol.*, t. XI, p. 149). »

Baumès a vu plusieurs cas de cette espèce et cite entre autres celui d'un enfant né bien constitué et vigoureux qui ne pouvait téter qu'avec des angoisses inexprimables : « Appelé, « dit ce médecin, pour remédier à cet état, je m'aperçus, « par une dyspnée qui me saisit en entrant dans la chambre « remplie de gens à visiter, que la perte du ressort de l'air « était le principe des anxiétés de ce jeune enfant. Je fis « retirer le monde, ouvrir avec prudence la fenêtre, modérer « le feu de l'appartement. Cette simple précaution délivra « l'enfant. » Baumès ajoute avec raison : « que puisque les « lieux dont l'atmosphère est peu renouvelé, échauffé ou « altéré donnent naissance aux convulsions, on peut, sous ce « dernier point de vue, ranger parmi les causes éloignées « de ces maladies, le séjour dans les grandes cités. Les abus « sans nombre qui en pervertissent l'atmosphère, sont « connus (Baumès, *Traité des convulsions*, p. 53). »

### 4° Influences morales

De toutes les influences morales auxquelles les enfants peuvent être exposés, c'est la frayeur qui est certainement la plus fréquente.

Baumès (*Traité de la première dentition*, p. 218) rapporte qu'un enfant âgé de dix-neuf mois fut tellement effrayé d'avoir été renversé par un âne chargé de fagots, que l'idée de sa frayeur le poursuivit constamment et que des convulsions se manifestèrent quelques heures après.

Tissot a publié des détails curieux sur les effets d'un coup de pistolet tiré par un homme ivre aux oreilles d'un enfant de dix mois (*Convulsions des plus graves*).

Van Swieten parle d'un tout jeune enfant si fort effrayé par un gros chien qui lui sauta dessus, qu'il eut sur le champ une convulsion qui se renouvelait toutes les fois qu'il voyait ou entendait aboyer un chien.

Bœrhaave rapporte un cas plus malheureux puisque la vue d'un masque affecta si violemment un enfant qu'il fut pris de convulsions et mourut dans un accès.

Après la frayeur la colère est la passion à laquelle les enfants sont le plus exposés. Elle n'est pas de longue durée, mais elle est quelquefois extrême. Aussi tous les jours on voit des enfants prendre de véritables convulsions à la suite de leurs petites colères ou de leurs cris de fureur : car chez eux la colère s'accompagne de cris, leur impuissance ne leur laisse guère que cette manière de la manifester. Alors il y a à la fois : 1° excitation directe de l'encéphale, par l'effet même de la colère ; 2° congestion cérébrale résultant des cris.

Il ne faut pas croire que les passions violentes agissent seules sur le physique ; les passions tristes, profondes n'agissent pas moins. Les enfants connaissent l'envie, ils sentent les effets cruels de la jalousie.

Brachet nous cite l'exemple d'un enfant qui tombait en convulsions chaque fois qu'il voyait caresser sa jeune sœur.

Barrier en vit un de deux ans tomber dans des convulsions quelques minutes après le départ de ses parents qui étaient venus le voir à l'hôpital, et par suite de chagrin.

Barthez et Rilliet placent en première ligne comme causes des convulsions les émotions morales.

### 5° Causes traumatiques agissant directement sur l'axe cérébro-spinal

Compressions. Parmi les causes qui portent directement leur action sur l'axe cérébro-spinal, nous citerons en premier lieu les compressions dont il peut être le siège.

Suivant Smélie (t. III, *Traité des accouchements*, p. 50 ?), les convulsions sont fréquentes chez les nouveaux-nés lorsque la tête a été un peu déformée par son séjour prolongé dans un bassin étroit. Il en cite trois observations dans lesquelles les enfants ont guéri par des saignées au cou ou à l'ombilic. Il ajoute, selon nous, trop d'importance à la déformation de la tête, puisqu'il a guéri ses malades par des dégorgements sanguins. A coup sûr, les saignées n'ont pas ramené la tête à sa forme primitive ; elles n'ont que dégorgé le système sanguin, et combattu la congestion cérébrale primitive.

Mauriceau a mis au rang de ses aphorismes, que les femmes qui ont des enfants dont la tête est grosse et reste longtemps dans la filière du bassin, les voient ordinairement mourir de convulsions à la sortie de leurs dents ; et Levret, dans le commentaire sur ce passage, appuie la justesse de cette observation.

Levrat Perroton (*In Recueil des travaux de la Société de Médecine de Marseille*, 1834) relate les observations suivantes :

Femme primipare. — Travail de vingt-quatre heures terminé par les seuls efforts de la nature. — Vingt-quatre après convulsions violentes de l'enfant. — Médication révulsive. — Guérison.

Enfant resté vingt-quatre heures dans la filière du bassin. Trente-six heures après sa naissance mouvements convulsifs généralisés pendant quatre heures. Saignées, révulsifs, guérison.

Levrat Perroton assure posséder un grand nombre d'observations du même genre.

Il est certaines matrones qui s'avisent de vouloir donner à la tête du nouveau-né une forme plus convenable en la pétrissant. Cette pratique vicieuse à plusieurs fois déterminé des convulsions.

**Dilacération.**

Si la compression de la masse cérébrale peut amener des convulsions, on comprendra facilement que des dilacérations mêmes minimes puissent amener le même résultat. Il est pourtant certains faits de ce genre vers lesquels l'attention de l'observateur pourrait ne pas être assez attirée et que nous avons cru devoir relater ici. Ce sont les cas de corps étrangers implantés dans le cerveau ; nous en trouvons un certain nombre relatés dans les auteurs.

Underwood (*Maladies des Enfants*, p. 416) rapporte qu'un enfant mourut rapidement de convulsions. La cause ne fut reconnue qu'après la mort, une petite épingle s'était enfoncée dans la fontanelle antérieure.

Ratier (*Mémoires sur l'éducation physique des enfants*) cite un fait analogue, l'épingle avait été enfoncée au dos, et il fut assez heureux pour sauver l'enfant.

On lit dans de Haen une observation parfaitement semblable.

Trousseau vit en consultation avec Blache un enfant dont les convulsions ne reconnaissaient pas d'autre cause qu'une épingle profondément implantée dans le cerveau. Les convulsions s'arrêtèrent dès qu'on l'eut retirée, mais l'enfant succomba peu de temps après à l'hydrocéphalie.

Nous pourrions, en terminant, rapprocher des causes physiologiques des convulsions, qui agissent directement sur le cerveau, les maladies de cet organe. Elles sont fort nombreuses, depuis l'hypérémie la plus simple jusqu'à l'inflammation la plus étendue et la plus avancée, y compris aussi les dégénérescences de toute nature. Il nous faudrait citer ici les lésions traumatiques de l'axe cérébro-spinal et des méninges, leurs congestions, leurs phlegmasies aiguës ou chroniques, simples ou tuberculeuses, les épanchements séreux intra et extra ventriculaires, les tumeurs tuberculeuses et d'autres maladies que nous pouvons passer sous silence, vu leur rareté chez les enfants.

Toutes ces affections voient s'ajouter aux convulsions certains symptômes propres qui permettent le plus souvent de formuler un diagnostic.

Il en est une pourtant, *la pachyméningite hémorrhagique*, récemment décrite plus complètement par M. Sanné (*Revue des Maladies de l'enfance*, déc. 1883), dans laquelle l'éclampsie est, dans quelques cas, l'unique symptôme qui apparaisse. Un des malades de M. Sanné eut pendant quatre semaines une convulsion qui durait de dix minutes à un quart d'heure : pendant la cinquième semaine les attaques se répétèrent de deux à trois fois par jour, et entraînèrent la mort du patient.

---

## Causes déterminantes d'origine périphérique.

Les convulsions d'origine centrale que nous avons étudiées exclusivement jusqu'ici, ne sont pas les plus fréquentes ; le plus souvent les convulsions sont de nature réflexe et reconnaissent une cause périphérique, soit que celle-ci agisse sur *les nerfs de la vie organique*, soit qu'elle agisse *sur ceux de la vie de relation*.

## § I. — Convulsions d'origine splanchnique.

### 1° Convulsions ayant leur point de départ dans le tube digestif

Alimentation vicieuse.

« Chez le nouveau-né, nous dit Gendrin (Clinique de 1851), « c'est presque toujours la phlogose du tube digestif qui « provoque les mouvements convulsifs. » Le canal digestif dans les premiers temps de la vie est extrêmement riche en vaisseaux capillaires, et il suffit, pour que la phlogose s'y développe, d'un écart de régime, d'une alimentation mal appropriée, d'un refroidissement. Or, dès l'instant que cette phlogose existe, il y a souffrance, et comme il arrive à la suite d'une piqûre d'épingle, d'une brûlure, d'une douleur quelconque, cette douleur peut, avec le concours d'une prédisposition individuelle, retentir sur l'axe cérébro-spinal et donner lieu à des convulsions.

Persuadées, avec raison, qu'un enfant doit avoir ses repas d'autant plus multipliés qu'il est plus près des premiers instants de sa vie, parce que sa nutrition est plus rapide, les femmes donnent à téter avec une profusion dangereuse. Si l'estomac fatigué ou irrité, se débarrasse par le vomissement, celui-ci est regardé comme un tort fait à toutes les parties qui ont besoin de croitre, et le sein est de nouveau présenté pour que l'enfant y puise la cause des mêmes accidents. Ainsi se débilitent les organes de la digestion, ainsi commencent les convulsions.

Si la quantité trop grande de lait ingéré peut provoquer des troubles éclamptiques, la mauvaise qualité du lait de la nourrice peut produire le même résultat.

Peu de médecins de notre époque adoptent l'opinion de Van Swieten qui considérait le rétablissement des règles comme n'influençant en rien le nourrisson. Il dit à ce propos : « *Bona fide affirmare possum, nunquam, sud datis conditionibus, aliquid damni observasse, si lactantes menstruantis nutrices ubera ducerent.* » Ce n'est point là l'opinion générale ; il en est de même en ce qui concerne la grossesse, l'abus du coït chez la nourrice, et enfin, les émotions fâcheuses qu'elle peut éprouver.

Toutes ces causes amènent un trouble plus ou moins profond dans la sécrétion lactée et il en résulte quelquefois des convulsions chez les enfants. Vogel a constaté qu'après une émotion vive le lait avait pris l'apparence du petit lait, avait perdu son goût sucré et contenait moins de parties solides. L'analyse a, en effet, indiqué qu'il contenait moitié moins de sucre et que la quantité de beurre était diminuée dans des proportions énormes ; c'est ce qui explique la perte de l'opacité et de la transparence qu'on observe dans ces conditions. Des analyses de ce genre ont souvent été faites et ont donné des résultats analogues. Quant aux convulsions qui se produisent chez l'enfant, elles sont le résultat de changement brusque, presqu'instantané de la composition du lait, et non d'un prétendu élément convulsivant qu'il pourrait renfermer. Le plus souvent il y a une influence préalable sur le tube digestif et c'est après ce trouble intestinal que se produisent les convulsions.

Nous citerons, à ce propos, une observation que nous touvons relatée dans la *Gazette des Hôpitaux* de 1845. Une mère nourrice après s'être mise en colère à l'occasion d'un vol dont elle avait été victime, présente le sein à son enfant âgé de huit mois. Elle était encore toute tremblante d'émotion, l'enfant refuse d'abord le sein ; mais forcé par le besoin, il finit par téter. Bientôt après survient un vomissement par suite duquel le lait ingéré fut rejeté. Au bout de quelques heures l'enfant téta l'autre sein et en peu de temps survinrent des convulsions suivies de la mort, malgré un traitement énergique. Nous devons aussi des observations du même genre à Heutcke, Boerhaave, Albinus, Baumès, Henoch (*Beitrage fur Kinderheilkuende*, 1868).

Lorsque les enfants sont confiés à des nourrices mercenaires, l'attention ne saurait être trop attirée sur le régime de ces dernières et surtout sur les excès alcooliques qu'elles peuvent commettre. Les convulsions chez les nouveaux-nés peuvent en effet ne relever que de cette cause. Deux observations (*Bulletin de la Société protectrice de l'Enfance*, 1872 et 1873) en font foi ; elles ne sont pas les seules, puisque Boerhaave a observé que les mères qui usent de liqueur donnent à leurs enfants des convulsions qui les tuent rapidement, et Linné n'a pas pu s'empêcher de dire, en voyant des enfants vigoureux périr subitement entre les bras de leurs nourrices, qu'on en serait moins surpris, si l'on connaissait les excès de boisson qu'elles ont commis.

Nous avons démontré surabondamment que les troubles digestifs occasionnés par la mauvaise qualité du lait pouvaient déterminer des convulsions. Il en sera de même lorsque ces troubles digestifs seront amenés, chez les enfants plus âgés ou chez ceux privés du sein, par un vice dans l'alimentation. Le régime des enfants ne doit pas seulement consister dans une nourriture saine mais il faut encore que tout soit administré convenablement. Si tous les aliments de difficile digestion ne causent pas des convulsions subites, ils fatiguent l'estomac et y produisent une surexcitation qui tôt ou tard se réfléchira sur l'encéphale et amenera son excitation consécutive.

Tout aliment, qu'il soit de mauvaise qualité ou pris en trop grande quantité, ou dans un moment peu opportun, deviendra cause de convulsions lorsqu'il irritera le tube digestif, ou ajoutera à une irritation préexistante.

« Vingt fois, nous disent Guersant et Blache, nous avons « vu survenir les convulsions les plus graves chez les jeunes « enfants qui avaient mangé des raisins secs, des pois, des « pommes de terre, des haricots mal cuits ; puis tout rentrer « dans le calme aussitôt que ces substances indigestes « avaient été expulsées au dehors, soit pàr le vomissement, « soit par les selles. » Trousseau professe aussi : « que le « plus souvent une indigestion est la cause déterminante de « l'éclampsie des enfants. »

Nous mentionnerons ici, sans y insister, les convulsions occasionnées par l'ingestion de substances et en particulier de *baies* de plantes vénéneuses, bien que les troubles nerveux soient plutôt le fait d'une intoxication générale que de troubles digestifs dans ces cas.

Dans son traité, Baumès consacre un long chapitre à l'éclampsie liée à la *rétention* du méconium et qui peut provenir de la faiblesse de l'enfant, d'une trop grande tenacité de la matière, d'un défaut d'anus ou obstacle de toute autre nature, enfin d'un spasme du sphincter, etc.

Au même ordre de causes se rattache la constipation opiniâtre et habituelle. Mais il est ordinaire de voir que cette constipation des enfants autorise un abus bien propre à faire naître des convulsions, je veux parler de celui des purgatifs. Rien n'est plus fréquent, dans le peuple, que leur usage: aussitôt qu'un enfant crie, tousse, il faut évacuer ; les purgatifs sont prodigués et leur action irritante sur la partie inférieure du tube intestinal remplace bien des fois l'ombre d'une maladie par une maladie grave.

Convulsion par dentition.

Le travail de la dentition est une des causes les plus ordinaires de convulsions. Cette influence nous est prouvée par un si grand nombre de faits qu'il est difficile de la révoquer en doute, et qu'il nous semble toujours nécessaire de la rechercher. Les troubles éclamptiques se produisent à deux époque particulières : quand le germe des dents se développe ; au moment ou la dent va apparaître.

Il est certains auteurs (Cardogan, Armstong, etc.), qui ont nié les effets de la dentition et ont traité de roman tout ce qu'ont écrit sur ce sujet, les meilleurs observateurs, parce que bien souvent la dentition s'accomplit sans accident. Certainement toutes les convulsions qui se développent pendant la dentition n'en sont point l'effet, elles peuvent à cette époque reconnaître toutes les autres causes générales ; mais de ce que toutes n'en dépendent pas, faut-il en conclure qu'aucune n'en dépend ?

Cette cause peut agir à un âge peu avancé. Le docteur Baudrimont (*Bordeaux Médical*, 1877), a vu un enfant pris de convulsions deux jours après sa naissance, elles durèrent jusqu'au huitième jour époque à laquelle appurent deux incisives. La mort survint par inanition. Cet enfant avait les systèmes unguéal et pileux très développés. Magitot a étudié les analogies existant entre la formation du système pileux et du système dentaire et peut-être en pareil cas trouverait-on dans cette coïncidence un indice susceptible d'attirer l'attention.

Vers intestinaux.

La présence des vers, quelle que soit leur nature comme toute autre source d'irritation, peut provoquer des convulsions. Dans les symptômes eux-mêmes, il ne parait rien y avoir qui puisse nous mettre à même d'établir tout d'abord une distinction entre les convulsions dues aux vers et celles qui dépendent de toute autre cause. Un examen des évacuations, manquera rarement de donner une preuve qui justifie nos soupçons.

Il ne faut pas oublier que l'abus des anthelmintiques peut provoquer les mêmes accidents que les vers et donner lieu aux mêmes convulsions.

Nous citerons, pour terminer, deux observations assez curieuses quant à la cause des accidents. Toutes deux ont trait à la présence d'un cheveu pendant dans l'arrière-gorge.

La première se trouve relatée dans le *Lancette* du 16 juin 1877. La seconde dans le *Journal des Sciences Médicales de Louvain*, 1878. Il s'agit dans cette dernière d'un enfant d'un an en proie à des convulslons depuis plusieurs semaines, sans que sa santé parût altérée. Tous les moyens avaient été employés sans résultat, lorque la mère découvrit un cheveu logé entre les deux incisives inférieures. Ce cheveu long de 90 centimètres pendait dans la gorge de l'enfant. L'ablation du corps étranger amena la cessation des accidents.

### 2° Convulsions ayant leur point de départ dans une lésion du foie

La seule observation qui ait trait à cette cause est celle du fils du professeur Soubeyran qui succomba à des convulsions dont on ne put saisir la cause. L'autopsie fut demandée et on trouva fixée dans le foie une aiguille à laquelle on attribua les accidents mortels que rien ne pouvait expliquer.

### 3° Convulsions ayant leur point de départ dans les organes génitaux urinaires

Les praticiens savent combien *le calcul urinaire* est une maladie fréquente chez les enfants et combien cette cause d'irritation, une des plus douloureuses que l'on connaisse, est capable de leur donner des convulsions.

Brendel a vu deux enfants, l'un de deux jours, l'autre de huit, qui périrent dans des attaques convulsives en rendant de petits calculs.

Baumès vit l'expulsion d'un calcul anguleux de la grosseur d'un pois, chez un enfant de deux ans être accompagné de l'état le plus douloureux et des convulsions les plus fortes.

Henoch en rapporte un certain nombre d'exemples (*In Verhandlengen der Berliner Medicinischen Gesellschaft*, 1867) ainsi que Lamothe (*In Traité complet de chirurgie*, t. II, p. 189).

*La rétention d'urine* peut devenir une cause d'éclampsie. Un enfant né depuis trente-six heures avait évacué son méconium, mais pas une goutte d'urine. Des symptômes de douleur et d'agitation avaient graduellement augmenté et pris le caractère convulsif. Ayant trouvé la vessie très distendue au-dessus du pubis, et jugeant que tout retard était périllieux, Barrier introduisit une sonde en gomme élastique de petit calibre ; il ne trouva aucun obstacle, une grande quantité d'urine fut évacuée et peu de temps après l'enfant revint à un calme parfait (*Traité des Maladies de l'enfance*).

Enfin le docteur Sayre de Philadelphie a publié une brochure sur les effets de *phimosis congénital* et des adhérences préputiales, comme cause de paralysie partielle et de convulsions chez les enfants. Lawrence prétend avoir rencontré ce fait depuis qu'il le recherche (*Obstétric Journal of Great Britan and Ireland*, n° 4, vol. I^er, p. 233).

## § II. — Convulsions ayant leur origine dans les organes des sens.

Une excitation des sens, sans être d'une nature spéciale, mais par cela seul qu'elle est trop intense, est dans le cas de produire beaucoup d'effets fâcheux, surtout chez les enfants qui viennent de naître ou qui ne comptent que quelques jours, quelques semaines d'existence : « Ainsi, dit Baumès, les accouchements faits dans des appartements très éclairés, la curiosité de juger au grand jour de la physionomie du nouveau-né, les objets éblouissants présentés à l'enfant dont la vue se développe, les bruits de fête ou les acclamations de joie qui se font autour du berceau de celui qui vient de naître, les odeurs fortes et suaves dont on aime à l'entourer, toutes ces causes, dis-je, sont si capables d'émouvoir pernicieusement les enfants naissants, que Maschion recommande avec ardeur de les mettre, à leur naissance, dans un lieu modérément chaud et point trop éclairé, et que Van Swieten, dont la tâche délicate était de surveiller l'éducation des enfants du sang impérial, plaignait ces nobles individus de ce que le faste et la grandeur royale les placent, en venant au monde, dans des appartements fort éclairés et auprès desquels le canon tire à coups redoublés ».

Si les convulsions peuvent suivre de simples troubles fonctionnels des appareils sensoriaux, elles prennent quelquefois aussi naissance sous l'influence de leurs maladies.

Henoch nous rapporte deux observations d'enfants qui eurent des mouvements convulsifs, coïncidant avec des inflammations des yeux.

L'otite agit surtout par la douleur souvent très vive qui l'accompagne. Il en est de même pour la présence d'animaux dans le conduit auditif externe. Les cas de ce genre ne sont point extrêmement fréquents, nous pouvons pourtant citer les observations de Tarjon (*Ancien Journal de Médecine*, t. IX, p. 136), de Bertrand (*Ibid.*, t. XX, pp. 150), d'Audry (*Traité de la génération des vers*, t. I, pp. 91 et 92), de Vuduc (*Pathologie de Chirurgie*, t. II, p. 143), enfin une observation de la *Gazette des Hôpitaux* de 1860.

Le sens de toucher est celui qui a le plus d'action sur le cerveau ; la vaste étendue de la peau qui enveloppe et protège tous les organes, le met en rapport avec tous les objets extérieurs et tout peut devenir sur elle, cause d'excitation et convulsions. Chez les enfants d'une susceptibilité excessive le chatouillement peut avoir ce résultat (Van Swieten, t. III, *Commentaires sur Boerhaave*). Une cause de convulsions importante à signaler consiste dans l'application de vésicatoires que l'on prescrit très souvent pour combattre les accidents nerveux. Graves dit avoir calmé bien souvent des convulsions en mettant des cataplasmes sur des vésicatoires imprudemment appliqués. Il me reste à faire une réflexion sur l'abus autrefois si considérable des cautères dans l'enfance. Ils font souvent plus de mal que de bien ; en affaiblissant en pure perte, en devenant souvent un centre de douleur, un foyer d'irritation, qui chez des individus d'une grande sensibilité produisent parfois des mouvements convulsifs chaque fois qu'on les panse. Tissot en rapporte un exemple dans sa lettre à Haller.

Après avoir parcouru le cadre étiologique, nous avons à nous demander s'il est toujours possible de constater l'existence d'une ou de plusieurs des causes que nous avons mentionnées. Hâtons-nous de répondre par la négative, car il est des cas dans lesquels, l'affection convulsive se manifeste sans cause connue, et surtout sans cause déterminante de nature à pouvoir être appréciée pendant la vie et même à l'ouverture du cadavre.

---

## CHAPITRE DEUXIÈME

### TRAITEMENT.

En remontant à l'étiologie des convulsions, on voit qu'il ne peut y avoir de remède universel pour elles ; et que la recherche d'un spécifique serait illusoire. Mille indications se présentent, parce que mille causes peuvent donner lieu à la maladie, et que les convulsions n'étant qu'un symptôme, ce ne sont point elles, mais ces causes qu'il faut attaquer. On sent la nécessité de les rechercher et d'en acquérir la connaissance positive pour être sûr de bien diriger le traitement, et de saisir la véritable indication. Sans cette connaissance préliminaire, on s'expose à de nombreux mécomptes ; avec elle le traitement devient plus facile et plus simple.

L'importance de ce précepte est incontestable, mais son application en principe est souvent restreinte par les difficultés qu'on éprouve à reconnaître l'origine de la convulsion. Malgré cette incertitude, le médecin n'est pas moins forcé d'agir, et parfois ses efforts sont couronnés de succès. N'arrive-t-il pas souvent, par exemple, que la cause des convulsions a disparu et qu'il a suffi de son action instantanée, pour que les accidents qu'elle a produits, soient susceptibles de se prolonger ? Dans ces cas, c'est en elle-même qu'il faut combattre la maladie.

Nous admettons donc, dans toute son étendue, l'application du principe posé par Brachet, à savoir « qu'il y a un traitement à employer contre les convulsions en elles-mêmes, indépendamment de leurs causes. »

## Traitement des convulsions indépendamment de leur cause.

Le premier soin du médecin appelé auprès d'un enfant atteint de convulsions, doit être de le débarrasser de ses vêtements, afin de s'assurer si l'affection ne tiendrait pas seulement à la constriction qu'ils exercent, à la piqûre d'une épingle, à la présence d'un bandage trop serré comme Baumès en cite des exemples. Si l'atmosphère de l'appartement est trop chaude, on écartera les personnes inutiles, on ouvrira avec précaution une porte ou une fenêtre ; quelquefois on pourra même exposer l'enfant à un air frais pendant quelques instants. Baumès, le docteur Good, Cerise, Guersant et Blache citent des cas dans lesquels ces moyens simples ont réussi parfaitement, surtout chez les enfants nouveau-nés.

A ces moyens, on joindra le décubitus latéral gauche qui aurait réussi à Brown dans deux cas (*The Practitioner*, avril 1876).

On produira une révulsion légère sur les membres ; mais il ne faut pas oublier que les irritants mettent nécessairement en jeu la sensibilité et en s'associant ainsi à la cause de la maladie, ils peuvent jeter le désordre dans les fonctions nerveuses. C'est pour cela qu'on préférera aux sinapismes, des cataplasmes chauds ou légèrement sinapisés, le coton cardé recouvert de taffetas ciré, dont on enveloppera les extrémités inférieures. Trousseau rejette complètement l'emploi des vésicatoires, si ce n'est dans les convulsions internes qui, prenant le diaphragme, le cœur lui-même, restent toniques et se prolongent au point de déterminer l'asphyxie ou la syncope. Dans ce cas, une révulsion violente produite sur la peau de la poitrine, comme celle que l'on obtient avec de l'ammoniaque, peut être avantageuse.

Il est nécessaire de débarrasser l'intestin au moyen d'un lavement laxatif (avec deux ou trois cuillerées d'huile d'olive ou de miel dans une ou deux cuillerées d'eau tiède). Il faut préférer les substances précédentes au sel de cuisine qui détermine des coliques assez vives, et pourrait stimuler encore de cette façon l'activité des centres. Si la violence des mouvements convulsifs rend difficile l'administration d'un lavement, on y supplée par un suppositoire de savon.

Si les convulsions ne se calmaient pas, il y aurait grand avantage à mettre l'enfant dans un bain tiède (bain simple ou bain de tilleul) et de l'y maintenir pendant une heure ou deux. On peut y joindre l'usage de réfrigérants, compresses mouillées d'eau froide appliquées en permanence sur la tête, avec cette précaution qu'il n'y ait pas d'interruption dans l'usage de ce moyen et qu'on ne le supprime que graduellement pour éviter les réactions de chaleur congestive vers la tête. Grand Boulogne (*les Petits Enfants Malades*, Paris, 1865) a recommandé comme réfrigérant l'éther tombant goutte à goutte sur la tête de l'enfant. Cette affusion doit être continuée avec persévérance pendant une demi-heure au moins et renouvelée plusieurs fois dans la journée. On peut ainsi faire tomber goutte à goutte sur la tête de l'enfant 200 grammes d'éther par jour.

Lorsque les convulsions se répètent ou ne se calment pas, on doit instituer une thérapeutique plus régulière et plus énergique et s'adresser aux agents capables de calmer l'impressionabilité exagérée des centres nerveux.

Le chloroforme ayant donné de très beaux résultats dans l'éclampsie puerpérale, il était naturel de le mettre en usage contre l'éclampsie infantile. Sans citer ici tous les praticiens français qui se sont occupés spécialement des maladies des enfants et dont l'énumération serait trop longue, nous le voyons recommandé dès 1852 par Simpson, en 1853 par Yvonneau (*de l'Emploi du Chloroforme et de ses différentes Applications*) puis tout récemment encore par Nagel (*Wiener medizinische Wocheschrift.*, 30 octobre 1869), par Hermann Kohler (*Die neuren Arbeiten Uber die anestetika Schmidts Jahrbuck*, t. CXLII, 1869), par West, par Liégard de Caen (*Abeille Médicale*, 23 février 1874). Cloroforme.

Bien que le chloroforme ait été très fréquemment mis en usage dans les convulsions, il n'est qu'un très petit nombre d'observations qui aient été consignées dans les auteurs.

La première est due à Simpson en 1852 (*Obstitries Works*, VIIe. p. 470 du *Edin Monthly Journal*, 1852).

Nous citerons encore celles de Marotte (*Bulletin de Thérapeut.*, 1855, t. XLVIII, p. 239), Trousseau (*Clinique médic. de l'Hôtel-Dieu*, 3e édit., t. II, p. 187), Sabine (*Boston medical, and Surgical Journal*), Churchill (*Diseases of Children*), Willamson de Manchester (*British Medical Journal*, 31 mai 1873), Mowat (*Ibid.*).

Dans tous ces cas les résultats ont été excellents. La méthode employée a toujours été celle des inhalations modérées et prolongées. Dès que les convulsions reparaissaient on versait quelques gouttes de chloroforme sur un mouchoir que l'on approchait de la bouche de l'enfant, on lui faisait respirer les vapeurs chloroformiques mélangées à une certaine quantité d'air. Cela vaut mieux que le procédé rapide qui consiste à donner le chloroforme presque pur de façon à sidérer l'enfant en quelques secondes. Cette dernière manière de faire qui, du reste, il faut le reconnaître, n'a pas jusqu'ici causé d'accidents, n'est pas sans quelques dangers.

Ces inhalations ont dans quelques cas été prolongées très longtemps, six, vingt-quatre et même soixante heures (Willamson, *British Hudic Jour*, 1873), et les doses de chloroforme employées relativement considérables : 25 grammes en une heure chez un enfant de onze mois (Ortille, *Bulletin de Thérap.*, 1871), 16 onces anglaises en soixante heures (Willamson, *loca cit.*), 10 onces anglaises chez un enfant de treize jours (cas de Simpson).

L'âge de l'enfant n'est pas une contre indication, l'observation de Simpson a trait à un enfant de treize jours, celles de Churchill, Willamson, Sabine, Ortille à des enfants de cinq et six mois. On connaît d'ailleurs la rareté des accidents par le chloroforme dans l'enfance. Il n'existe qu'un très petit nombre de cas de mort dans l'anesthésie chirurgicale (cas de Friedberg, de Berlin ; *Berliner Klinische Wochenschrift.*, mars 1866). Sabarth n'a pu trouver dans sa statistique que deux cas de mort chez les enfants (voir à ce sujet Caspers, *Wochenschrift.*, 7 septembre 1850 et Delore, *Gazette de Lyon*, 2 juin 1867, et Frenzoel et Gauran, *Gazette Obstetricale* de Paris, 1875, p. 331).

Nous n'admettons avec la plupart des auteurs qu'une seule

contre indication à l'usage de l'agent anesthésique c'est lorsqu'on a lieu de supposer que la convulsion reconnaît pour cause une indigestion. L'asphyxie déterminée par le spasme de la glotte ne doit pas faire rejeter les inhalations de chloroforme. Dans les cas cités par Trousseau et Marotte « l'asphyxie était poussée aussi loin que possible » le succès de la médication n'en fut pas moins complet.

On comprend aisément que les convulsions pourraient être avantageusement modifiées par l'ingestion dans l'estomac de quelques gouttes de liquide antispasmodique ; mais la grande difficulté est de faire avaler ce liquide. Il ne suffit pas, en effet, de desserrer les dents et d'entrouvrir la bouche, il faut que le mouvement de déglutition s'opère et c'est précisément ce qui ne se fait pas dans les conditions dont il s'agit. Pour provoquer ce mouvement de déglutition, il existe un moyen très simple, c'est de jeter quelques gouttes d'eau froide à la figure des malades, au moment ou vous avez introduit dans leur bouche la cuillère contenant le liquide médicamenteux. M. Simpson (de Strarford) a remarqué, il y a quelques années déjà, que ce procédé réussissait infailliblement chez les femmes atteintes de convulsions éclamptiques. Cette observation n'a pas été perdue pour les physiologistes qui se sont occupés de l'action réflexe, et nous voyons dans le *Bulletin de Thérapeutique* qu'elle a fixé l'attention de *Marsall Hall.* Quel que soit au reste le mode d'action de cette excitation de la peau de la face ; qu'elle agisse en provoquant directement la déglutition ou seulement en déterminant une inspiration qui entraîne les liquides dans le pharynx, toujours est-il qu'il y a dans ce phénomène un moyen précieux qui peut être utilisé par le médecin, principalement chez les enfants atteints de convulsions.

Les antispasmodiques les plus employés pour calmer les phénomènes convulsifs, sont en premier lieu le chloral.

| Les doses employées sont : | 5 centig. | chez les nouveau-nés. |
|---|---|---|
| | 15 — | chez les enfants allaités. |
| | 20 — | chez les enfants de deux ans. |

D'après d'Espine et Picot, la plupart des médecins d'enfants administrent pourtant des doses plus élevées : 20 à 25 centigrammes tous les quarts d'heure jusqu'à ce que le sommeil soit calme (Barthez, Ellis), 10 à 15 centigrammes toutes les trois heures en ne dépassant pas 1 gramme pour les enfants d'un an (Archambault).

Le médicament est incorporé dans une potion ; mais la grande difficulté est de faire avaler un liquide à un enfant qui est dans les convulsions.

Lorsque le chloral ne peut être ingéré par la bouche on peut l'administrer en lavement alors à doses un peu plus élevées. On a proposé même d'en faire des suppositoires.

Le chloral n'est généralement pas administré seul, on l'associe à d'autres médicaments, en particulier au bromure de potassium, et l'on donne généralement le bromure le jour en réservant le chloral pour la nuit (West, Blachez).

La dose de bromure de potassium doit varier de 50 centigrammes à 1 gramme en vingt-quatre heures pour les enfants du premier âge (Ferrand, West, Roger, Descroizilles). Sanné n'administre le bromure de potassium que dans l'intervalle des attaques. Il préfère le bromure de sodium s'il n'y a pas intégrité parfaite des voies digestives, et enfin le bromure d'ammonium si l'on a affaire à une lésion cérébro-spinale aiguë.

Le docteur Rœmier assure avoir prescrit avec avantage le bromure de camphre à des enfants atteints de convulsions liées à la dentition. Hamond a prescrit ce médicament à deux enfants dans ces conditions, espérant prévenir le retour des paroxysmes qui avant son administration avaient été très fréquents. Hamond fit prendre à ces deux petits malades un grain chaque heure mélangé avec un peu de mucilage d'accacia. Trois doses furent suffisantes dans l'un et l'autre cas. Les enfants étaient âgés de quinze et dix-huit mois.

L'oxyde de zinc, dit Brachet, mis en vogue « par le célèbre Gaubius, a été tantôt vanté avec enthousiasme, tantôt ravalé avec injustice.... Sans entrer dans tous les détails de ce qui a été dit pour ou contre, je n'invoquerai que le témoignage de mon expérience, et, d'après elle, je ne crains point de regarder l'oxyde de zinc comme un des meilleurs antispasmodiques qu'on puisse diriger contre les convulsions des enfants. Toujours je l'ai vu produire le calme ; mais lorsque la cause persistait, ce calme n'était que momentané, et le remède paraissait n'avoir produit aucun effet ». Brachet unit ordinairement ce médicament à l'extrait de jusquiame noire, de manière à faire prendre dans les vingt-quatre heures, au moins 10 centigrammes d'oxyde de zinc et 20 centigrammes d'extrait de jusquiame; sans jamais porter la dose de l'un ni de l'autre au-dessus de 50 centigrammes ; on les fait partager en quatre, huit ou douze prises qu'on donne toutes les deux ou trois heures, dans une cuillérée de potion, de tisane ou de sirop. Dans les cas graves on peut rapprocher davantage les premières prises. Ce médicament n'a paru à Brachet exiger de la réserve que lorsque les voies digestives sont trop irritées, et encore, dans le cas, conserve-t-il ses avantages sans nuire, si on l'associe à quelques calmants comme la jusquiame, l'opium, la thériaque, etc. Guersant et Blache préfèrent le donner seul : « Alors, disent-« ils, on peut élever la dose progressivement jusqu'à 1 gramme « ou 1 gramme 1/2 par jour, dans un sirop, julep gommeux ou « mêlé à du sucre en poudre, et partagé en neuf ou douze prises. « Quelquefois cependant nous l'avons associé au musc, et « nous en avons obtenu des résultats très favorables. »

Le musc a été préconisé surtout par les médecins allemands ; il est assez peu employé en France. Nous voyons pourtant Archambault (*Revue de Lucas Champ.*, 1879) le recommander comme très efficace, à la dose de 15, 20 et 30 centigrammes dans les convulsions et dans le spasme de la glotte.

Blache et Guersant lui accordent aussi une importance spéciale.

D'après Grisolle, il n'a d'action que si la dose est considérable et portée à 40, 50 centigrammes en vingt-quatre heures. Toute proportion gardée avec l'âge de l'enfant.

On cite quelques succès obtenus avec la valériane, l'asa fœtida et le camphre ; mais il convient de faire pénétrer ces substances sous forme de lavement plutôt que par la bouche.

Le docteur Tani, dans une lettre au *Racoglito-Médico*, vante dans les convulsions chez les enfants de deux mois à deux ans, le valérianate de zinc. Il en donnait trois fois par jour une dose variant suivant l'âge, toutes les trois heures dans une cuillerée de la potion anticonvulsive de Giordano.

| | |
|---|---|
| Eau de tilleul. . . . . . | 60 grammes. |
| — de fleur d'orangers . . | 4 — |
| Teinture de belladone . . . | 4 gouttes. |
| Sirop d'éther . . . . . . . | 15 grammes. |

Enfin on a administré le valérianate d'ammoniaque à la dose de 10 à 40 gouttes (Roger, Niemeyer).

**Belladone atropine.** La belladone est souvent mise en usage, surtout associée à d'autres substances. Récemment, Ritter et Demme (de Berne) ont recommandé dans le cas d'éclampsie chez les enfants à la mamelle, l'emploi de l'atropine ; l'auteur fait prendre à la nourrice de très petites doses d'atropine (1 à 2 milligrammes dans les vingt-quatre heures) ou de la teinture de belladone (10 gouttes deux fois par jour) ; par ce moyen, il produisit une rétrocession graduelle des accès. Il rapporte une intéressante observation relative à un enfant de six mois atteint d'éclampsie, et chez lequel, redoutant l'emploi de l'injection sous-cutanée d'atropine, il eut recours à l'instillation dans l'œil de quelques gouttes de la solution suivante (25 milligrammes de sulfate neutre d'atropine pour 5 grammes d'eau distillée). Une heure après la première instillation du collyre atropique, l'accès éclamptique avait cessé. Il se reproduisit deux fois dans l'espace de dix heures, pour disparaître complètement après la seconde instillation : « Il s'agissait probablement dans ce cas, ajoute le docteur Demme, d'une éclampsie par excitabilité réflexe des centres nerveux due à l'irritation des nerfs périphériques (*Revue Hay.*, t. V, p. 597). »

Steiner (*Compendium des Maladies des Enfants*, p. 153) recommande cette pratique. Sanné s'élève, au contraire, contre elle et avec juste raison ; se basant sur ce fait qu'on ne doit donner qu'avec une extrême réserve un alcaloïde aussi puissant que l'atropine à de très jeunes enfants, alors que d'autres substances infiniment moins dangereuses (chloral et bromure) produisent des résultats aussi bons.

L'opium jouit en Angleterre d'une grande faveur, lorsqu'il s'agit de remédier aux convulsions. Tout en reconnaissant l'utilité de ce médicament, il est nécessaire de l'employer avec circonspection.

Il est contre indiqué : 1° lorsqu'il existe une maladie fébrile ; 2° lorsqu'en l'absence de fièvre il y a hypérémie locale vers la tête. Lorsque la surexcitation nerveuse se lie à des conditions opposées, à l'anémie, par exemple, lorsqu'elle est habituelle ou l'effet d'une cause qui agit directement sur le système nerveux sans modifier la circulation ; enfin, lorsqu'une douleur vive parait le point de départ des accidents et la cause qui les entretient, les stupéfiants pourront parfaitement réussir : seulement remarquons que dans ce dernier cas, ils agissent peut-être plus en modifiant la sensibilité, qu'en diminuant l'excitation nerveuse ; ils diminuent plutôt la cause de la maladie que la maladie elle-même.

Nous n'avons étudié jusqu'ici que le traitement des convulsions en elles-mêmes en dehors de leurs causes. Dans les convulsions symptômatiques, lorsque la cause peut être reconnue, le traitement doit être approprié à la nature de l'affection qui les produit. Nous allons aborder cette partie de la question.

---

## Convulsions d'origine centrale

---

### § I. — Convulsions par modifications quantitatives du liquide sanguin.

ÉMISSIONS SANGUINES.

Les émissions sanguines trouvent leur emploi lorsqu'il s'agit d'un enfant robuste et sanguin, chez lequel le pouls est petit, dur, vibrant, la face cyanosée, la respiration stertoreuse, le coma profond, l'asphyxie imminente. Congestion.

Que l'on considère la congestion du cerveau comme primitive ou bien comme le résultat de la convulsion elle-même, qui, par la perturbation qu'elle apporte dans la circulation amène des stases sanguines dans les viscères ; cette congestion lorsqu'elle existe, nécessite l'emploi des émissions sanguines. Pour saigner les enfants, qui réclament tant de circonspection dans l'emploi et dans la forme de l'opération, on choisira de préférence, les vaisseaux ombilicaux, pour l'enfant qui vient de naître ; on réglera avec soin la quantité de sang nécessaire à tirer, par l'urgence du cas. Quant aux enfants plus âgés, naturellement rebelles à l'opération de la saignée, l'application de sangsues remplit généralement le but.

A quel point les appliquer ?

D'après Ferrand il faudrait les appliquer derrière les oreilles là ou les anastomoses veineuses entre les deux circulations permettent d'espérer une dépression plus rapide de la tension vasculaire intérieure.

Lorsqu'on applique les sangsues aux malléoles, elles augmentent l'effet révulsif de la perte sanguine. Cette méthode a été fortement recommandée par Chauffard d'Avignon (*Archiv. de Médec.*, 1832) ; Guersant et Blache l'ont trouvée préférable chez les enfants « très irritables ou à très grosse « tête, lorsque la face est vultueuse, parce qu'alors la dou- « leur et l'attraction congestive produite par l'application de « sangsues aux tempes ou aux oreilles pourrait augmenter « les accidents ».

Le pied et la jambe sont d'ailleurs les parties les plus convenables pour appliquer les sangsues ; car il peut arriver que le sang ne vienne pas assez largement et alors on emploie l'eau chaude pour favoriser la saignée ; s'il venait au contraire trop fort on serait à portée de l'arrêter avec une bande.

Une sangsue suffit pour un enfant au-dessous de trois mois, deux peuvent être nécessaires depuis trois jusqu'à six ou huit mois.

### COMPRESSION DES CAROTIDES.

La compression des carotides a été préconisée par Trousseau, et lui a rendu, ainsi qu'à un grand nombre de médecins, des services signalés. Parmi les observations qui ont été publiées nous citerons celles de Labalbary et Fevez. Certains praticiens, Ferrand entre autres (*In Dict. Encyclopéd.*) condamnent ce remède bien simple et bien facile, comme pratique usuelle, à cause de son incertitude. Il échoue en effet assez souvent parceque la compression est incomplète, ce qui arrive par suite des mouvements de l'enfant. Une autre raison est peut-être la difficulté où l'on est de ne pas comprendre la veine jugulaire interne sous le doigt qui comprime l'artère ; car la veine étant oblitérée, le sang qui arrive encore au cerveau par les artères vertébrales ne peut retourner au cœur par les veines jugulaires ; ce moyen paraît plus propre à augmenter qu'à détruire la congestion cérébrale (Consulter à ce sujet une observation et un mémoire de Trousseau. *In Journal des Connaissances Médico-Chirurg.*, t. V, Ier partie, p. 133).

Pour bien pratiquer la compression, il faut la faire suivant une certaine méthode. Lorsque la convulsion est prédominante d'un côté, la compression devra être exercée plus spécialement du côté opposé. Si donc, la convulsion est prédominante à droite, c'est la carotide gauche que l'on devra comprimer ; si la convulsion est bilatérale, la compression sera exercée sur les deux carotides alternativement, si la chose est possible, sans trop gêner la respiration de l'enfant. Il est beaucoup plus facile qu'on ne saurait se l'imaginer de comprimer ainsi ces vaisseaux du cou. Vous vous placez de façon que la main droite puisse agir sur la carotide gauche, et la main gauche sur la carotide droite ; vous écartez les faisceaux du muscle sterno-cleido-mastoïdien avec le médius, en même temps qu'avec le dos de la phalange *unguéale* du pouce vous écartez la trachée-artère, et vous sentez avec l'index les battements du vaisseau qui est extrêmement mobile. Le saisissant alors en dedans avec la pulpe de l'index des doigts, vous le ramenez un peu en arrière, et vous l'aplatissez contre la colonne vertébrale ; tout de suite vous vous apercevez qu'il est comprimé, d'une part à l'absence de pulsations de l'artère temporale correspondante, d'autre part à la pâleur qui succède quelquefois subitement à la coloration précédemment rouge de l'enfant ; d'autre part encore à ce que, dans quelques heureuses circonstances, la compression n'est pas plutôt établie, que la convulsion éclamptique cesse tout à coup pour faire place à la résolution complète. Vous maintenez cette compression durant quinze à vingt minutes sur une des artères, puis vous comprimez l'autre. Si vous avez un aide, son assistance vous sera utile dans cette opération assez pénible. Les mères que leur sollicitude rendent si intelligentes, pourront elles-mêmes vous remplacer.

Lorsque l'éclampsie s'est développée chez des enfants anémiques ou qui ont souffert d'hémorrhagies abondantes, Anémie.

il faudra, bien entendu, proscrire les émissions sanguines ; on leur fera prendre quelques cuillerées de grog à l'eau-de-vie, ou de malaga étendu d'eau. Si la déglutition est impossible, on donnera ces toniques en lavements. Pour éviter le retour des attaques, on mettra en usage un régime alimentaire largement réparateur, une aération fréquemment renouvelée, un exercice musculaire suffisant et sans fatigue. Ces moyens feront la base hygiénique du traitement. Les agents qui peuvent encore y concourir sont le quinquina, les amers astringents, même quelques préparations martiales. Enfin, les bains salés, frais et répétés.

### § II. — Convulsions par modifications qualitatives du liquide sanguin.

Urémie. La nature urémique des convulsions, sera démontrée par la constatation de l'albuminurie, par la violence plus grande des convulsions, qui prennent alors beaucoup de ressemblance avec la grande attaque épileptique, et par l'abaissement de la température. Dans ce cas un certain nombre d'auteurs recommandent d'insister sur les émissions sanguines ; quelques ventouses scarifiées sur la région lombaire seraient particulièrement utiles par leur double action sur les reins et sur le cerveau. West déclare que l'usage du chloroforme lui a paru rendre inutiles les soustractions copieuses de sang ; qui, si utiles qu'elles soient, dans certains cas, affaiblissent toutefois le malade, et rendent la convalescence longue. C'est pourquoi il essaie toujours, d'abord, le chloroforme comme moyen d'arrêter l'attaque, et il proportionne l'abondance de l'émission sanguine à ce que l'état de l'enfant parait ensuite réclamer, en prenant pour guide la persistance du coma et les caractères du pouls.

Cadet de Gassicourt, préconise avec Trousseau la compression des carotides qui lui a rendu les plus grands services. Il faut la maintenir pendant quinze à vingt minutes. Il emploie ensuite le chloral associé au bromure.

Lorsque dans la scarlatine les accidents convulsifs sont très prononcés, les affusions froides sont indiquées. Currie est le premier qui employa les bains froids dans la scarlatine. 1798 à 1803 et reconnut comme une des indications de cette méthode, les convulsions. Son exemple fut imité par Reid et Murray en 1803, par Nasse (de Bielfield) en 1809 et 1810 et plus récemment par de nombreux praticiens Kreyssig, Frœlich, Harder, Martins, Thaer, Batmann, Samuel Jackson, Guersant et Blache, Cazenave, Caron (d'Annecy), Barthez et Rilliet, Trousseau.

Affections pyrétiques. Fièvre scarlatine.

On peut employer la méthode qui consiste à placer le malade dans une baignoire et à verser sur lui un ou deux seaux d'eau à 15 ou 20° environ. Il est inutile de recourir à une température plus basse. Le malade est ensuite essuyé, enveloppé dans des couvertures et réintégré dans son lit. L'opération peut être renouvelée plusieurs fois dans les vingt-quatre heures jusqu'à sédation des symptômes.

Lorsque les accidents sont moins violents, on doit se contenter suivant le précepte de Trousseau, de lotions à l'eau fraîche ou presque tiède ; à la température de 20 ou 25°. Le malade dépouillé de ses vêtements étant mis sur un lit de sangle, on passe rapidement d'abord sur la partie antérieure du corps, puis sur la partie postérieure, des éponges imbibées de cette eau, pure ou additionnée d'un peu de vinaigre ; le patient est ensuite enveloppé dans des couvertures comme après les affusions froides et reporté dans son lit.

John Taylor a préconisé récemment un moyen analogue. On revet le scarlatineux d'une chemise de toile, fendue par devant, qu'on a trempée dans l'eau chaude pure ou sinapisée, ou encore additionnée de 4 à 8 grammes de teinture de piment et qu'on a tordue soigneusemet ensuite; les pieds sont enveloppés d'une serviette préparée de la même façon puis on empaquette le malade dans deux couvertures de laine préalablement posées sur le canapé ou sur le lit ; on termine en le recouvrant encore d'une couverture de laine ou d'un édredon.

Pour les très jeunes enfants chez lesquels le collapsus est surtout à redouter, Henoch, de Berlin, se contente de prescrire des bains tièdes de 25 à 32°. Nous croyons que des bains à cette température suffiront dans bien des cas à produire l'abaissement désiré de la chaleur animale et l'apaisement momentané des accidents nerveux.

Les affusions et les aspersions fraîches sur la tête ne sont pas aussi périlleuses pour les petits malades que les bains frais dans lesquels on les plonge en entier. On a même obtenu quelquefois de très bons effets d'irrigations prolongées faites à l'aide d'un robinet de fontaine dont on fait tomber directement le jet sur le fontanelle.

En même temps que l'eau, on emploiera dans les cas malins avec hyperthennie, le sulfate de quinine, et le salycilate de soude. Les troubles nerveux seront en même temps combattus par l'usage du musc associé au carbonate d'ammoniaque. Hénoch a proposé l'usage du campbre en injections sous-cutanées. Ces injections ont l'inconvénient de provoquer quelquefois des eschares et des abcès (Henoch, *Vorlesungen uber Kinderkrankheiten*, Berlin, 1881, p. 555).

Le carbonate d'ammoniaque prescrit pour la première fois par Peart en 1802 a été adopté par un grand nombre de praticiens et vanté comme un véritable spécifique de la scarlatine ataxique ????

Rougeole. Pour traiter rationnellement les convulsions survenant dans la rougeole, il faut distinguer avec soin l'époque de leur apparition : celles des *prodrômes* demandent une médication prudente et modérée. Des émissions sanguines copieuses, des applications froides ou glacées sur la tête, des médicaments perturbateurs employés d'une manière intempestive, en vue d'une méningite qui n'existe point, empêcheraient le développement normal de l'éruption, et par conséquent deviendraient nuisibles. Si, au contraire, des symptômes cérébraux se montrent dans le cours de la rougeole, comme ils constituent alors une des plus graves complications, ils ne sauraient être combattus trop activement.

La médication sera antispasmodique si les convulsions paraissent sympathiques. Mais si elles semblent pouvoir se rattacher à une congestion sanguine ou à une méningite, elles seront traitées exactement comme ces affections cérébrales.

Variole. Les convulsions du début de la variole cèdent le plus souvent après l'application de quelques sangsues, d'une saignée générale et parfois d'un vomitif. Celles qui surviennent après l'éruption ou pendant sa durée peuvent être le résultat d'une phlegmasie cérébrale, et cèdent quelquefois à l'emploi des antiphlogistiques un peu actifs. Pour celles qui semblent étrangères à cette cause, et qu'on ne peut rapporter à aucune lésoin inflammatoire, on leur oppose dans certains cas avec succès, les bains tièdes longtemps prolongés et les antispasmodiques.

Fièvre intermittente.

La fièvre intermittente larvée revêt parfois la forme convulsive comme nous l'avons dit en traitant de l'étiologie. Le docteur Sanné (*In Bulletin de Thérapeutique*, 1860) va plus loin : Il lui semble logique de considérer l'éclampsie comme une affection intermittente à courte période, parceque, comme elle, on la voit se manifester à différentes reprises, durer un laps de temps plus ou moins long, disparaître le plus souvent tout à coup, sans laisser habituellement aucune trace de son passage, et recommencer enfin à plusieurs reprises différentes, toujours séparées par des intermissions. C'est d'ailleurs au docteur Mélier que revient l'initiative de cette assimilation.

Cela l'a conduit à considérer la médication par le sulfate de quinine comme la meilleure à employer dans les convulsions. 40 centigrammes en quelques heures à un enfant de huit mois, 10 centigrammes d'abord, puis 5 toutes les heures, à onze mois 25 centigrammes en cinq prises toutes les heures.

Quoiqu'il en soit de cette manière d'envisager les convulsions, lorsqu'on a lieu de leur soupçonner une origine paludéenne la médication par excellence est la quinine, qu'on l'emploie sous forme de sulfate ou de bromhydrate ou de valérianate comme le veut Archambault.

Pneumonie.

Les Allemands ont préconisé le bain froid dans le traitement de la pneumonie ataxique. Lieberminster (*Jahresbericht.*, 1869, Band. II, p. 104) est d'avis qu'il n'est contre indiqué à aucun âge. Chez l'enfant d'après Thomas, il est prudent, vu les susceptibilités réflexes si développées à cet âge d'employer le bain graduellement refroidi de *Ziemsenn*. Thomas ne veut pas qu'on descende chez eux au-dessous de 25° centigrades. Mais Jurgensen est beaucoup plus hardi, il plongea sa fille âgée de dix-neuf mois dans un bain de 5 à 6° centigrades, pendant dix minutes ; elle guérit (*Grundsatze fier die*

*Behandlung der crouposen pneumonie*). (*Volkmans Sammlung Klinischer Vortrage*, n° 45). Il ne se dissimule pas d'ailleurs les objections théoriques qu'on peut lui faire : « Il est, « dit-il, légitime d'admettre qu'un des effets de refroidisse- « ment périphérique, sera de refouler le sang dans le thorax « et d'augmenter le travail du cœur ; l'excès de production « de chaleur demande aussi d'autre part que le cœur et les « muscles respiratoires travaillent davantage. » Nonobstant, l'effet, dit-il, est favorable, pourvu qu'on fournisse au cœur le stimulant (alcool) dont il a besoin, avant et après le bain, et ce stimulant doit être proportionné à la durée du bain, et à l'abaissement de la température de l'eau.

En France cette méthode hardie a trouvé peu d'imitateurs. Le bain tiède peut être utile. Le bromure de potassium, le choral à la dose de 1, 2 ou 3 grammes rendent de véritables services si les convulsions sont assez intenses et assez répétées pour qu'il y ait lieu de les calmer. C'est aussi dans les cas de ce genre que les émissions sanguines prudemment dispensées peuvent présenter des avantages. Les ventouses scarifiées et même dans certains cas une saignée procurent au malade un notable soulagement.

Coqueluche. Si l'on observe bien les malades, on ne sera pas pris à l'improviste par les convulsions dans la coqueluche ; mais on saura en prévoir la possibilité par certains indices. Les quintes deviennent de plus en plus fortes, et après chacune d'elles, les petits enfants restent dans une sorte de coma ; les membres sont agités de temps à autres par des petits soubresauts. Comme l'a très bien fait remarquer West chez un grand nombre d'entre eux, le pouce est plié dans la main et recouvert par les autres doigts ; quelquefois le gros orteil est porté en avant et écarté du second orteil. D'après lui aussi, la recrudescence des vomissements qui se produisent, même dans l'intervalle des quintes, seraient l'indice d'une irritation de l'estomac d'origine cérébrale, sans aucun doute par l'intermédiaire du pneumo-gastrique.

Il est encore deux points sur lesquels il est nécessaire d'attirer l'attention. L'un est que la production de la dyspnée ou l'aggravation soudaine de la difficulté de respirer déjà existante est souvent un des premiers indices d'une affection sérieuse du système nerveux. L'autre point est que, si vous méprenant sur la signification de cette dyspnée nerveuse, vous dirigez le traitement contre une maladie supposée de la poitrine et faites librement usage de l'antimoine et d'autres médicaments hyposthénisants, vous augmentez l'oppression au lieu de la diminuer ; et l'irritabilité du système nerveux allant croissant avec la gêne de la respiration, vous hâtez la production des convulsions.

C'est lorsque les accidents convulsifs existent et même lorsqu'on ne fait que les soupçonner, qu'il est bon d'employer les inhalations de chloroforme. Ces inhalations doivent être commencées aussitôt que l'enfant a la sensation que sa quinte approche ou que l'on juge à l'accélération de la respiration, qu'elle va bientôt commencer. Ainsi donné, le chloroforme fait quelquefois avorter la quinte, ou, dans tous les cas, en diminue beaucoup l'intensité et la durée. Si la convulsion éclate et se prolonge plus que la quinte, il faut prolonger également la durée de la chloroformisation, pour la faire cesser complètement. Si les quintes sont violentes, les convulsions fortes, il est bon de prévenir la famille que malgré le chloroforme, et non pas à cause de son emploi, la mort peut survenir dans une des crises.

L'éclampsie survient parfois dans la coqueluche à l'occasion d'une complication (ordinairement d'une broncho-pneumonie). Dans ce dernier cas, les convulsions sont ultimes, et à vrai dire la thérapeutique n'a aucune action sur elles. On ne saurait pourtant abandonner les coquelucheux en ces crises qui finissent par la mort ; aussi souvent qu'elles se renouvellent et tant qu'elles durent, on emploiera simultanément les antispasmodiques et les révulsifs (vésicatoires extemporanés à la nuque ou sur la poitrine) ; peut-être parviendrait-on, au moyen d'injections éthérées ou morphinées, à retarder la terminaison fatale.

**Intoxications.**

Les convulsions pouvant être déterminées par l'absorption d'un grand nombre de substances tant végétales que minérales, nous ne saurions les passer toutes en revue ici. La première indication à remplir sera de faire vomir l'enfant s'il est possible, et de lui administrer un contre-poison approprié, en supposant connue la cause première de l'intoxication.

**Suppression d'exanthèmes.**

La suppression d'un flux normal ou pathologique, la rétrocession d'une dartre, d'un exanthème, le dessèchement rapide d'une plaie, peuvent produire les convulsiens. Le traitement doit avoir pour but de rétablir la secrétion supprimée ou d'en produire une nouvelle qui ait avec elle le plus d'analogie possible (vésicatoire, cautère, etc.). Si l'attaque suit la disparition d'une éruption du cuir chevelu, on peut tenter de la reproduire par une friction faite toutes les trois heures avec une pommade composée de 4 grammes de poudre d'ipécacuanha pour 30 grammes d'axonge ; ce qui produit, en général, une abondante éruption papuleuse dans le cours de douze ou vingt-quatre heures.

### § III. — Convulsions par des causes portant leur action directement sur un point quelconque du système nerveux central.

Compression et dilacération.

Les convulsions qui surviennent à la suite d'un accouchement lent et laborieux, lorsque la tête a été longtemps comprimée dans la filière pelvienne, tiennent surtout à l'état apoplectique du nouveau-né. Rappeler cette cause, c'est indiquer le moyen à mettre en usage, c'est-à-dire qu'il faut laisser saigner convenablement le cordon, attendre pour le lier que l'état apoplectique soit dissipé et la respiration établie, enlever même la ligature quand elle a été placée trop tôt, et enfin, quand il est trop tard, quand le cordon ne saigne plus, on retire par la saignée 30 à 40 grammes de sang ou l'on applique une sangsue. Brachet conseillait d'ouvrir la veine jugulaire.

La présence d'un corps étranger implanté dans la masse centrale, détermine-t-elle les accidents nerveux, comme nous en avons cité des exemples ? Son ablation suffit le plus souvent pour ramener le calme.

Enfin, dans le cas d'une maladie cérébrale quelconque, qui produit par elle-même les convulsions et les explique complètement, le traitement s'adresse à cette maladie et non aux convulsions ; lorsqu'au contraire celles-ci paraissent n'en dépendre que d'une manière indirecte et accessoire, le traitement antispasmodique retrouve ses indications, parce que les accidents sont, au moins en partie, essentiels et idiopathiques.

# Convulsions d'origine périphérique.

---

## § I. — Convulsions d'origine splanchnique.

### 1° Convulsions ayant leur point de départ dans le tube digestif

Alimentation vicieuse.

Les troubles digestifs étant une cause fréquente de convulsions chez les enfants à la mamelle, on ne saurait exercer une surveillance trop active sur leur alimentation. La nourrice sera choisie avec discernement. Le lait le plus jeune est le plus convenable, le premier lait d'une femme récemment accouchée, ayant toutes les qualités requises pour remplir les deux indications qui s'offrent à la naissance : celles de nourrir et de purger. En vain le début de l'allaitement aurait été sagement réglé, si les suites ne sont pas bien dirigées. A cet effet, les nourrices devraient s'imposer la loi de ne faire téter le nouveau-né que de deux heures en deux heures les premières semaines de la vie, de mettre après ce temps trois heures d'intervalle, ensuite quatre, puis cinq, selon les progrès de l'âge et les forces de l'individu. Avec ce plan, non-seulement elles élèveraient un plus grand nombre d'enfants, mais encore elles les affranchiraient des convulsions qui les tourmentent si dangereusement. Je ne parle pas ici de l'allaitement artificiel, car on ne saurait se décider pour ce genre d'allaitement que quand il ne reste pas d'autre ressource. Nous ne saurions, d'ailleurs, faire rentrer dans le cadre restreint de notre sujet, l'étude complète des règles hygiéniques concernant le régime des enfants du premier âge.

Ce que nous avons dit de l'influence des qualités du lait sur l'éclampsie des enfants à la mamelle, a dû faire prévoir quels conseils le médecin est appelé à donner. Lorsqu'une nourrice s'est laissée aller à quelqu'emportement de colère ou d'impatience, qu'elle a éprouvé une émotion vive, elle doit, par prudence, vider ses mamelles et attendre quelque temps pour faire téter l'enfant. Les mêmes précautions sont quelquefois nécessaires chez la nourrice qui s'est livrée au coït. Cependant cette circonstance est sans action le plus souvent, et il suffit d'être sur l'éveil pour empêcher l'aggravation des accidents qu'elle pourrait produire. Si, comme nous l'avons vu, les qualités du lait qui développent les convulsions sont habituelles chez la nourrice, ou si cet effet paraît dépendre d'une idiosyncrasie propre au nourrisson, la seule chose à faire est de changer de nourrice.

Le lait d'une nourrice réglée ou en état de grossesse, pouvant amener des troubles digestifs aboutissant à l'éclampsie, il y a nécessité lorsqu'on constate ces troubles de suspendre l'allaitement ou de recourir à une autre nourrice.

En avançant en âge, l'enfant est soumis à une alimentation variée; c'est alors que l'influence des indigestions sur l'éclampsie est un fait sur lequel on ne saurait trop attirer l'attention des médecins. Dans le cas qui nous occupe, la difficulté essentielle gît dans le diagnostic; celui-ci, une fois établi, l'indication est claire; il suffit ordinairement de la remplir pour obtenir un succès complet. Il faut donc s'informer avec soin du régime habituel de l'enfant, de la nature et de la quantité des aliments récemment ingérés, de l'heure à laquelle le repas a lieu, rechercher si l'enfant était ou non dans une santé parfaite avant le début de l'éclampsie, s'il s'est plaint de malaise, de pesanteur et de gêne dans la région de l'estomac, s'il a eu des nausées, des éructations, des vomissements, des borborygmes, des coliques, etc. On examinera si la région abdominale est douloureuse à la pression. La percussion sera souvent d'un grand secours; entre les mains d'un homme qui en connaît la pratique, elle fournit sur l'état de l'estomac des données précieuses, puisque rien n'est plus facile que de connaître si ce viscère est distendu par des gaz ou par des aliments, ou s'il est vide et rétracté. Lorsque par des recherches exactes on s'est assuré de la plénitude de l'estomac, et dans le cas même où l'on n'a sur ce point que des probabilités, l'indication est trouvée, elle est urgente, il faut faire vomir.

Ici peut se présenter un obstacle. Dans l'éclampsie, les mâchoires sont quelquefois si fortement serrées et la déglutition si difficile, qu'on ne peut faire avaler le vomitif. Si on ne peut l'introduire de force en écartant les mâchoires, on peut le faire par les cavités nasales. Quand une fois le liquide est au-delà du voile du palais, la déglutition, quelqu'imparfaite qu'elle soit, tend plutôt à le faire descendre dans l'estomac qu'à le rejeter par la bouche. Aussi faut-il, quand on peut l'introduire par cette cavité, tâcher de le porter immédiatement dans l'arrière-gorge avec une petite cuiller ou avec une seringue convenablement disposée. Ce dernier moyen nous paraît commode et sûr chez les très jeunes enfants.

En même temps qu'on administrera un vomitif, on favorisera les évacuations par des lavements.

Dans les convulsions liées à la rétention du méconium, les moyens mis en usage varieront suivant la cause de cette rétention. Dans le cas de trop grande faiblesse de l'enfant, on s'efforcera de le ranimer. Les purgatifs doux, sirop de chicorée, etc., provoqueront l'évacuation du méconium d'une consistance trop grande. Enfin, il faudra avoir recours aux opérations chirurgicales, s'il existe quelque vice de conformation soit de l'anus, soit de l'extrémité inférieure du rectum.

**Convulsions par constipation.**

Si l'on a lieu de croire que la constipation est la cause des convulsions, il y a indication de purger. West recommande l'usage du calomel en une seule dose qui a l'avantage d'être sûr et prompt. On n'emploiera qu'avec beaucoup de prudence les purgatifs diastiques et on bannira les agents qui purgent par indigestion. Il faut, en effet, bien se garder de déterminer dans l'intestin un travail quelconque capable de provoquer de nouvelles convulsions réflexes, ou d'accroître celles qui se produisent sans cela.

**Convulsions par dentition.**

L'enfant qui fait ses dents a pour ainsi dire le droit d'avoir une attaque d'éclampsie. Il faut dire de suite que son apparition dans ce cas, leur enlève une partie de leur signification grave.

Pour prévenir l'attaque vous pouvez agir sur les gencives à l'aide de frictions légères, en tenant la bouche humide au moyen de boissons émollientes. Le résultat de l'emploi des hochets est de favoriser la sécrétion salivaire et de produire aussi la section de la gencive, lorsqu'elle se trouve pressée entre eux et la dent placée au-dessous.

Quand la convulsion a éclaté, le mieux que l'on ait à faire et de laisser l'enfant étendu et calme, et de lui faire respirer de l'éther, ou mieux du chloroforme jusqu'à ce que l'on ait obtenu la détente. Il ne faut pas oublier, surtout chez les gros enfants, qu'une légère déplétion sanguine à l'aide d'une sangsue placée derrière l'oreille peut avoir un bon résultat. Il y a dans ce cas une tendance à la somnolence, entrecoupée de soubresauts des tendons, qui autorise à penser qu'il y a un certain degré de congestion cérébrale. On a peut-être trop proscrit ce moyen qui donne de bons résultats quand on l'emploie pour un enfant vigoureux et bien développé, mais il ne devrait pas être employé chez les enfants délicats et chétifs qui, il faut le reconnaître, sont plus exposés que les autres à la dentition difficile et à toutes ses complications, y compris celles du côté du système nerveux.

Les médecins anglais préconisent le débridement de la gencive à l'aide d'une incision cruciale ou d'une excision, lorsque l'éclampsie coïncide avec la dentition. Cette pratique imitée en France a donné quelquefois de bons résultats, soit parce qu'elle atténue l'état fluxionnaire, en donnant lieu à un écoulement de sang qui n'est jamais considérable, soit parce qu'elle rend la sortie de la dent moins difficile.

Ce n'est cependant pas une manière d'agir qu'il faille adopter sans tenir compte de toute autre considération, simplement parce que l'enfant a commencé à percer ses dents au moment où survient la convulsion. Le travail de la dentition ne se continue pas sans interruption depuis l'apparition de la première dent jusqu'à la sortie de l'appareil dentaire au complet, mais ce processus offre des pauses de plusieurs semaines consécutives, pendant lesquelles ses progrès sont suspendus. L'incision des gencives, d'un autre côté, n'est pas toujours bien supportée alors même qu'elle peut être indiquée, et j'ai été plus d'une fois obligé d'y renoncer parce que la douleur et la frayeur dont elle était la cause, produisaient une violente attaque toutes les fois qu'on essayait de la pratiquer.

Convulsions par vers intestinaux.

Lorsqu'on a lieu de supposer que la présence d'helminthes dans le tube intestinal est la cause occasionnelle des accidents convulsifs, l'emploi des vermifuges est naturellement indiqué pour empêcher le retour des attaques.

### 2° Convulsions ayant leur point de départ dans une lésion du foie

### 3° Dans les organes génito-urinaires

Un traumatisme du foie (épingle), les calculs biliaires, urinaires surtout, la rétention d'urine, le phimosis congénital ?? pouvant être des causes de convulsions, il conviendra toujours de les rechercher d'après leurs symptômes propres et d'appliquer à ces diverses affections un traitement approprié, dans le détail duquel nous ne saurions entrer ici.

## § II. — Convulsions ayant leur origine dans les organes des sens.

Les convulsions pouvant suivre de simples troubles fonctionnels des appareils sensoriaux, on évitera avec soin de soumettre les enfants à des impressions trop vives de ces appareils. Quant à leurs maladies dont l'influence ne saurait être révoquée en doute, le médecin s'efforcera tout d'abord de calmer les phénomènes douloureux qu'elles provoquent, phénomènes qui sont surtout la cause des accidents convulsifs.